全国普通高等中医药院校药学类专业"十三五"规划教材（第二轮规划教材）

中药分析学实验

（第2版）

（供中药学类、药学类及相关专业使用）

主　编　张　丽　尹　华

副主编　干国平　张　玲　贺吉香　王小平
　　　　　包贝华

编　者（以姓氏笔画为序）

　　　　　干国平（湖北中医药大学）

　　　　　王小平（陕西中医药大学）

　　　　　尹　华（浙江中医药大学）

　　　　　邓　放（成都中医药大学）

　　　　　包贝华（南京中医药大学）

　　　　　李万里（浙江中医药大学）

　　　　　张　丽（南京中医药大学）

　　　　　张　玲（安徽中医药大学）

　　　　　杨燕云（辽宁中医药大学）

　　　　　贺吉香（山东中医药大学）

　　　　　袁瑞娟（北京中医药大学）

　　　　　徐　丹（南京中医药大学翰林学院）

　　　　　彭严芳（湖北中医药大学）

秘　书　程芳芳（南京中医药大学）

中国健康传媒集团

中国医药科技出版社

内 容 提 要

本教材是"全国普通高等中医药院校药学类专业'十三五'规划教材（第二轮规划教材）"之一，依照教育部相关文件和精神，根据本专业教学要求和课程特点，作为中药分析学理论课程教材的配套实验教材，紧扣《中国药典》（2015 年版）一部编写而成。全书共分三部分，主要介绍了中药分析实验基本知识、中药分析基本实验和综合实验等内容。

本教材实用性强，主要供中医药院校中药学类和药学类专业使用，也可供相关专业的中药分析学实验选用。

图书在版编目（CIP）数据

中药分析学实验/张丽，尹华主编 . —2 版 . —北京：中国医药科技出版社，2018. 8

全国普通高等中医药院校药学类专业"十三五"规划教材（第二轮规划教材）

ISBN 978 – 7 – 5214 – 0266 – 7

Ⅰ. ①中… Ⅱ. ①张… Ⅲ. ①中药材 – 药物分析 – 实验 – 中医学院 – 教材 Ⅳ. ①R284. 1 – 33

中国版本图书馆 CIP 数据核字（2018）第 097889 号

美术编辑 陈君杞

版式设计 诚达誉高

出版 **中国健康传媒集团** | 中国医药科技出版社

地址 北京市海淀区文慧园北路甲 22 号

邮编 100082

电话 发行：010 – 62227427 邮购：010 – 62236938

网址 www. cmstp. com

规格 889 × 1194mm $\frac{1}{16}$

印张 6

字数 144 千字

初版 2015 年 3 月第 1 版

版次 2018 年 8 月第 2 版

印次 2022 年 12 月第 3 次印刷

印刷 三河市百盛印装有限公司

经销 全国各地新华书店

书号 ISBN 978 – 7 – 5214 – 0266 – 7

定价 **22. 00 元**

获取新书信息、投稿、为图书纠错，请扫码联系我们。

全国普通高等中医药院校药学类专业"十三五"规划教材（第二轮规划教材）
编写委员会

全国普通高等中医药院校药学类专业"十三五"规划教材（第二轮规划教材）

出 版 说 明

"全国普通高等中医药院校药学类'十二五'规划教材"于 2014 年 8 月至 2015 年初由中国医药科技出版社陆续出版，自出版以来得到了各院校的广泛好评。为了更新知识、优化教材品种，使教材更好地服务于院校教学，同时为了更好地贯彻落实《国家中长期教育改革和发展规划纲要（2010 – 2020年）》《"十三五"国家药品安全规划》《中医药发展战略规划纲要（2016 – 2030 年）》等文件精神，培养传承中医药文明，具备行业优势的复合型、创新型高等中医药院校药学类专业人才，在教育部、国家药品监督管理局的领导下，在"十二五"规划教材的基础上，中国健康传媒集团·中国医药科技出版社组织修订编写"全国普通高等中医药院校药学类专业'十三五'规划教材（第二轮规划教材）"。

本轮教材建设，旨在适应学科发展和食品药品监管等新要求，进一步提升教材质量，更好地满足教学需求。本轮教材吸取了目前高等中医药教育发展成果，体现了涉药类学科的新进展、新方法、新标准；旨在构建具有行业特色、符合医药高等教育人才培养要求的教材建设模式，形成"政府指导、院校联办、出版社协办"的教材编写机制，最终打造我国普通高等中医药院校药学类专业核心教材、精品教材。

本轮教材包含 47 门，其中 39 门教材为新修订教材（第 2 版），《药理学思维导图与学习指导》为本轮新增加教材。本轮教材具有以下主要特点。

一、教材顺应当前教育改革形势，突出行业特色

教育改革，关键是更新教育理念，核心是改革人才培养体制，目的是提高人才培养水平。教材建设是高校教育的基础建设，发挥着提高人才培养质量的基础性作用。教材建设以服务人才培养为目标，以提高教材质量为核心，以创新教材建设的体制机制为突破口，以实施教材精品战略、加强教材分类指导、完善教材评价选用制度为着力点。为适应不同类型高等学校教学需要，需编写、出版不同风格和特色的教材。而药学类高等教育的人才培养，有鲜明的行业特点，符合应用型人才培养的条件。编写具有行业特色的规划教材，有利于培养高素质应用型、复合型、创新型人才，是高等医药院校教育教学改革的体现，是贯彻落实《国家中长期教育改革和发展规划纲要（2010 – 2020 年）》的体现。

二、教材编写树立精品意识，强化实践技能培养，体现中医药院校学科发展特色

本轮教材建设对课程体系进行科学设计，整体优化；对上版教材中不合理的内容框架进行适当调整；内容（含法律法规、食品药品标准及相关学科知识、方法与技术等）上吐故纳新，实现了基础学科与专业学科紧密衔接，主干课程与相关课程合理配置的目标。编写过程注重突出中医药院校特色，适当融入中医药文化及知识，满足 21 世纪复合型人才培养的需要。

参与教材编写的专家以科学严谨的治学精神和认真负责的工作态度，以建设有特色的、教师易用、学生易学、教学互动、真正引领教学实践和改革的精品教材为目标，严把编写各个环节，确保教材建设质量。

三、坚持"三基、五性、三特定"的原则，与行业法规标准、执业标准有机结合

本轮教材修订编写将培养高等中医药院校应用型、复合型药学类专业人才必需的基本知识、基本理论、基本技能作为教材建设的主体框架，将体现教材的思想性、科学性、先进性、启发性、适用性作为教材建设灵魂，在教材内容上设立"要点导航""重点小结"模块对其加以明确；使"三基、五性、三特定"有机融合，相互渗透，贯穿教材编写始终。并且，设立"知识拓展""药师考点"等模块，与《国家执业药师资格考试考试大纲》和新版《药品生产质量管理规范》（GMP）、《药品经营管理质量规范》（GSP）紧密衔接，避免理论与实践脱节，教学与实际工作脱节。

四、创新教材呈现形式，书网融合，使教与学更便捷、更轻松

本轮教材全部为书网融合教材，即纸质教材与数字教材、配套教学资源、题库系统、数字化教学服务有机融合。通过"一书一码"的强关联，为读者提供全免费增值服务。按教材封底的提示激活教材后，读者可通过 PC、手机阅读电子教材和配套课程资源，并可在线进行同步练习，实时反馈答案和解析。同时，读者也可以直接扫描书中二维码，阅读与教材内容关联的课程资源（"扫码学一学"，轻松学习 PPT 课件；"扫码练一练"，随时做题检测学习效果），从而丰富学习体验，使学习更便捷。教师可通过 PC 在线创建课程，与学生互动，开展在线课程内容定制、布置和批改作业、在线组织考试、讨论与答疑等教学活动，学生通过 PC、手机均可实现在线作业、在线考试，提升学习效率，使教与学更轻松。此外，平台尚有数据分析、教学诊断等功能，可为教学研究与管理提供技术和数据支撑。

本套教材的修订编写得到了教育部、国家药品监督管理局相关领导、专家的大力支持和指导；得到了全国高等医药院校、部分医药企业、科研机构专家和教师的支持和积极参与，谨此，表示衷心的感谢！希望以教材建设为核心，为高等医药院校搭建长期的教学交流平台，对医药人才培养和教育教学改革产生积极的推动作用。同时精品教材的建设工作漫长而艰巨，希望各院校师生在教学过程中，及时提出宝贵的意见和建议，以便不断修订完善，更好地为药学教育事业发展和保障人民用药安全有效服务！

中国医药科技出版社

2018 年 6 月

前　言

　　全国普通高等中医药院校药学类"十二五"规划教材《中药分析学》，自2015年8月出版以来，经过三年的教学实践，使用效果受到同行们的广泛肯定，为申报江苏省"十三五"重点教材奠定了基础。为进一步深入贯彻落实教育部中药学类、药学类专业高等教育教学改革精神，适应新形势下高素质创新型、应用型人才培养要求，推动信息技术与教材的深层次融合，本次"十三五"教材修订在保留上一版"十二五"教材体系框架与结构的基础上，对部分内容进行了适当的调整与完善，并以信息化教学需要为导向，在理论教材中增加了数字化内容形式——书网互动，以期为教材使用者提供更为全面的资源。

　　中药分析学是一门实验性较强的学科，为使广大中药学、药学类专业的学生或相关技术人员熟悉中药分析实验基本知识、基本技术和《中国药典》的相关精髓，根据教育部相关文件精神及中药学、药学类专业教学要求和课程特点，配套《中药分析学》理论课程教学，在中国医药科技出版社的组织下，紧扣《中国药典》（2015年版）一部，编写而成本实验教材。

　　本教材在实验项目的选择上，着眼于对技术标准的遵循和规范操作习惯的培养，以《中国药典》（2015年版）一部和《中国药品检验标准操作规范》的分析方法为依据，涵盖中药鉴别、检查和含量测定等中药分析代表性的核心内容。同时，为了培养学生的独立工作及创新能力，激发学生自主学习的积极性，实验内容中还着重扩充了提高学生实际工作能力的综合性、设计性实验。此外，本实验教材对中药分析实验的一般知识及实验记录与报告等也作了介绍。本教材实用性强，主要供中医药院校中药学和药学类专业使用，也可供相关专业的中药分析学实验选用。

　　在本教材的编写过程中得到了各参编者单位及中国医药科技出版社的大力支持，南京中医药大学药学院程芳芳老师担任了编写秘书的工作，在此一并表示衷心的感谢。由于编者水平有限，书中不足之处在所难免，敬请同行专家、学者及各高等中医药院校师生不吝赐教，以便再版时修订。

编　者

2018年6月

目 录

中药分析实验基础知识 ……………………………………………………………………………… 1

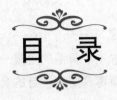

实验一　中药制剂的显微鉴别 ……………………………………………………………… 6

实验二　中药制剂的性状及化学反应鉴别 …………………………………………………… 7

实验三　牛黄解毒片的鉴别 ………………………………………………………………… 13

实验四　三黄片的薄层鉴别 ………………………………………………………………… 15

实验五　香连丸中木香与逍遥丸中当归的薄层鉴别 ………………………………………… 17

实验六　甲苯法测定中药制剂中水分的含量 ………………………………………………… 19

实验七　中药中砷盐的检查——古蔡氏法 ………………………………………………… 20

实验八　冰片的检查 ………………………………………………………………………… 23

实验九　香连丸的溶散时限检查 …………………………………………………………… 25

实验十　夜宁糖浆的 pH 测定 ……………………………………………………………… 26

实验十一　夜宁糖浆的相对密度测定 ……………………………………………………… 27

实验十二　附子理中丸中乌头碱的限量检查 ……………………………………………… 29

实验十三　酸性染料比色法测定急支糖浆中麻黄碱的含量 ………………………………… 30

实验十四　可见分光光度法测定大山楂丸中总黄酮的含量 ………………………………… 32

实验十五　双波长法测定复方炉甘石洗剂中苯酚的含量 …………………………………… 33

实验十六　柱色谱－紫外分光光度法测定香连丸中生物碱的含量 ………………………… 35

实验十七　原子荧光法测定金银花中微量砷的含量 ………………………………………… 37

实验十八　高效液相色谱法测定三黄片中大黄素和大黄酚的含量 ………………………… 39

实验十九　高效液相色谱法测定赤芍饮片中芍药苷的含量 ………………………………… 40

实验二十　高效液相色谱法测定牛黄解毒片中黄芩苷的含量 ……………………………… 42

实验二十一　高效液相色谱法测定香连丸中盐酸小檗碱的含量 …………………………… 44

实验二十二　高效液相色谱法测定复方丹参片中丹参酮 II$_A$ 的含量 ……………………… 45

实验二十三　气相色谱法测定复方丹参片中冰片的含量 …………………………………… 46

模块二 综合性、设计性实验

实验二十四　一清颗粒的鉴别和含量测定 ··· 50

实验二十五　高效液相色谱法测定三黄片中大黄素的含量——方法学考察 ············· 52

实验二十六　高效液相色谱法测定牛黄解毒片中黄芩苷的含量——正交实验法考察
　　　　　　提取条件 ··· 54

实验二十七　牛黄解毒片的质量标准研究 ··· 56

实验二十八　葛根芩连丸的质量标准研究 ··· 65

实验二十九　山楂的鉴别、检查和含量测定 ··· 69

实验三十　珍视明滴眼液的鉴别、检查和含量测定 ··· 73

实验三十一　荆感胶囊的鉴别、检查和含量测定 ··· 76

实验三十二　药用菊花的薄层鉴别（设计性实验） ··· 80

附录　常用试液及其配制 ··· 83

参考文献 ··· 86

中药分析实验基础知识

一、中药分析实验的一般知识

（一）中药分析实验的任务和要求

中药分析学是以中医药理论为指导，综合运用物理学、化学、生物学和信息学等现代分析理论和方法，研究中药质量评价方法及标准的一门应用性学科。中药分析学是一门实践性很强的课程，开设中药分析实验的目的是希望学生通过实验，掌握中药分析的基本知识、实验方法和技能，即常用中药的定性鉴别、杂质检查和含量测定方法，熟悉中药质量标准制定的程序和方法，培养严谨、求实的科学态度和开拓创新的科研精神，提高综合分析问题与解决中药分析实际问题的能力，为后续的学习和工作打下良好的中药分析实验基础。

为了顺利完成中药分析实验课程的学习任务，提出以下要求。

1. 实验前应认真预习，明确实验的目的和要求，理解实验原理，熟悉实验步骤和注意事项，做到心中有数，便于实验的顺利进行。

2. 实验时要严格按照操作规范进行，认真仔细观察实验现象，真实记录实验原始数据，及时进行数据处理，并正确得出实验结论。

3. 实验后，应尽快完成实验报告，实验报告应清楚、完整、简练、整洁。对实验中出现的问题，要善于思考，运用所学理论知识进行讨论和分析，解释相关实验现象。

4. 认真遵守中药分析实验室学生守则，注意废弃物的处理。

（二）实验室安全规则

1. 所有药品、标样、试液都应贴有标签，且容器内容物须与标签所示相符。

2. 禁止使用实验室的器具盛装和煎煮食物，不得用茶杯、食具盛装药品，更不得用烧杯等当茶具使用。

3. 浓酸、烧碱具有强烈的腐蚀性，切勿溅到皮肤和衣服上，使用浓硝酸、盐酸、硫酸、高氯酸、氨水时，均应在通风柜中或在通风状态下操作，如不小心溅到皮肤或眼内，应立即用水冲洗，然后用5%碳酸氢钠溶液（酸腐蚀时采用）或5%硼酸溶液（碱腐蚀时采用）冲洗，最后用水冲洗。

4. 易燃溶剂加热时，须在水浴或沙浴中进行，不得使用明火。切忌将热电炉放入实验柜中，以免发生火灾。

5. 盛装过强腐蚀性、可燃性、有毒或易爆物品的器皿，应由实验操作者及时洗净。试剂空瓶需统一处理，不可乱扔，以免发生意外事故。

6. 移动、开启大瓶液体药品时，不得将瓶直接放在地上，需先用橡胶垫或草垫垫好，若为石膏包封的可用水泡软后再开启，严禁用锤砸、打，以防破裂。

7. 取下沸腾的热溶液时，应用瓶夹轻轻摇动后小心取下，以免溅出伤人。

8. 尽量使用气体发生器，若要使用高压气瓶，需与仪器分室放置或置于特制钢瓶箱内。氢气钢瓶的使用尤其应定时检漏，并注意不得同时使用手机。开启高压气瓶时应小心缓慢，不得将出口对人。

10. 使用易燃易爆物品的实验，要严禁烟火，易燃易爆物品的储存必须符合安全存放要求。使用酒精喷灯时，应先将气孔调小，再点燃。酒精加的量不能太多，用后应及时熄灭酒精灯。

11. 严禁湿手开启电闸和电器开关，凡漏电仪器不得使用，以免触电。

12. 实验室配备的消防器材应放在明显位置，严禁将消防器材移作别用。

13. 一旦发生事故，立刻采取应急措施，重大事故要立即组织抢救，保护好现场，并按规定及时上报有关部门。

14. 保持实验室环境整洁，走道畅通，设备器材摆放整齐。实验室所有仪器都应严格遵守操作规程使用，使用完毕后关闭仪器，拔出插头，并将仪器各旋钮恢复到原位。

15. 进行高压、高温等实验操作时，实验人员不得擅离现场，须认真观察温度、时间、压力等。

16. 加强安全工作，确保人身安全，防止触电、中毒、爆炸等危险事故发生。关好水电气门窗。离开实验室前，应认真检查水、电、气、汽和正在使用的仪器设备，关好门窗。

（三）废弃物的处理

环境保护是我国的基本国策之一，实验室的"废液、废气、废渣"三废处理是一项重要的环保内容。

1. 实验室"废液"不得直接倒入下水道，废气不得直接排放，以免造成环境污染。

2. 酸、碱废液按其化学性质，分别进行中和后再行处理。

3. 有机溶剂须按其性质回收到相应的专用容器，由学校统一集中处理。

4. 有废气产生的实验必须事先开启通风装置后才能进行，有特殊要求的实验项目应在通风橱中进行。

5. 放射性废气排放时，应做净化处理，确保不污染环境。

6. 对于有毒、有害、易燃易爆、腐蚀的物品和废弃物应按有关要求执行，严禁随地抛弃实验中产生的有毒有害或腐蚀性废弃物，污水要妥善集中处理。对违反操作规程造成事故者，应给予严肃处理。

7. 遇到特殊"三废"，需上报相关部门和领导，确定相应处理办法，不可随意丢弃。

（四）实验室学生守则

1. 学生进入实验室应严格执行实验室的安全制度、"三废"处理办法、仪器设备、试剂、玻璃器皿等标准操作规程。

2. 进入实验室必须穿工作服及平底防滑满口鞋，不得穿拖鞋或高跟鞋。进入无菌室应换无菌衣、帽、鞋、戴好口罩，非实验人员不得进入实验室，严格执行安全操作规程。

3. 实验室的物品不得随意转送他人，借用仪器需按相关规定经部门领导同意后，办理借用手续。

（五）中药分析基本实验要求

中药分析的实验结果，用于中药的质量评价。根据中药质量标准进行的中药质量评价，对生产企业意义重大，因此评价结果的可靠性显得尤为重要。中药质量评价结果的可靠性取决于中药分析实验操作的可靠性，而中药分析操作的可靠性是建立在中药分析规范操作的基础上。因此对学生中药分析基本操作技能的严格训练，是中药分析实验教学的重要环节。

中药分析实验选择涵盖中药鉴别、检查和含量测定等中药分析代表性的核心内容，以《中华人民共和国药典》（一部）（以下简称为《中国药典》）和《中国药品检验标准操作规范》的分析方法为依据，强化学生的基本操作训练，培养学生科学、严谨的工作作风，以满足中药质量评价工作的实际需求。

中药分析实验中所用术语应规范、准确，与现行版《中国药典》相一致。现将《中国药典》规定的取样量的准确度和试验的精确度摘录如下。

1. 称取 "0.1g" 系指称取量可为 0.06 ~ 0.14g；称取 "2g" 系指称取量可为 1.5 ~ 2.5g；称取 "2.0g" 系指称取量可为 1.95 ~ 2.05g；称取 "2.00g" 系指称取量可为 1.995 ~ 2.005g。

2. "精密称定" 系指称取重量准确到所取重量的千分之一；"称定" 系指称取重量应准确至所取重量的百分之一；"精密量取" 系指量取体积的准确度应符合国家标准中对该体积移液管的精度要求；"量取" 系指可用量筒或按照量取体积的有效数位选用量具。取用量为 "约" 若干时，系指取用量不能超过规定量的 ±10%。

3. 恒重，除另有规定外，系指连续两次干燥或灼烧后称重的差异在 0.3mg 以下的重量。干燥至恒重的第二次及以后各次称重均应在规定条件下继续干燥 1 小时后进行；炽灼至恒重的第二次称重应在继续炽灼 30 分钟后进行。《中国药典》有关温度的规定为：水浴温度除另有规定外，均指 98 ~ 100℃；热水指 70 ~ 80℃；微温或温水指 40 ~ 50℃；室温指 10 ~ 30℃；冷水指 2 ~ 10℃；冰浴指约 0℃ 以下；放冷指放冷至室温。

二、实验记录与实验报告

(一) 实验记录和报告注意事项

1. 实验数据的记录 学生应在专用的实验数据记录本上记录原始数据，离开实验室前交指导教师签字确认，不允许将原始数据随意记录在纸片或其他任何地方。实验过程中所得的各种原始数据及现象，应及时记录下来，对薄层色谱法等有特殊要求的，应按规定进行。记录原始数据时，应实事求是，绝不能拼凑数据。若发现数据记录错误而需要改动时，可将该数据用一横线划去，并在其上、下方或旁边写上正确的数据并签名。实验原始数据有效数字保留位数应与所用仪器的精度相适应。

实验样品处理前，应记录供试中药名称、来源、批号、数量、规格、外观性状、包装情况等。

2. 实验报告的注意事项 实验报告的书写应清晰、整洁、完整、规范，不得有缺项。原始数据记录应真实可信，不得随意涂改。数据处理应过程详实，问题分析应条理清晰。

(二) 实验报告的格式

中药分析实验报告一般包括以下内容。

1. 实验名称、实验日期。

2. 实验目的 写明通过本实验要达到的训练目的。

3. 实验原理 用文字等表述本实验的基本原理、设计、选择的依据。

4. 仪器与试药 本实验需要的仪器与试药。

5. 实验步骤 简明扼要描述实验的基本操作步骤。

6. 实验数据记录与处理 设计实验记录表格，清晰记录实验中所有实验现象和原始检测数据，按有效数字计算规则处理并正确表示结果。

7. 结果与讨论 主要对实验中观察到的异常现象及非预期实验结果进行分析和讨论，寻找原因，对失败的实验应总结经验教训，提高自己的基本实验素养。

8. 思考题 回答与本实验相关的思考题，以提高自己的分析问题与解决问题能力。

(三) 实验数据的处理

中药分析实验，获得实验数据后，应采用 Q 检验法或 Grubbs 检验法对其中可疑数据进行检验以判断保留或舍弃，不可以主观意识决定取舍。数据处理应公式明确、过程详实，有效数字保留得当。

药品检验报告书与实验报告不同。药品检验报告是药品检验部门对检验品所作出的检测结果报告，报告书有一定的格式要求，常见的药品检验报告书如表 1 所示。

表1 检验报告书

报告书编号： 检品编号：

检品名称			
批号		规格	
生产单位		包装	
检验目的		检品数量	
检验项目		送检日期	
检验依据	＊＊＊质量标准	报告日期	
检验项目	标准规定	检验结果	检验结论
【鉴别】			
【检查】			
【含量测定】			

结论：本品按照＊＊＊质量标准检验，

检验人		复核人	

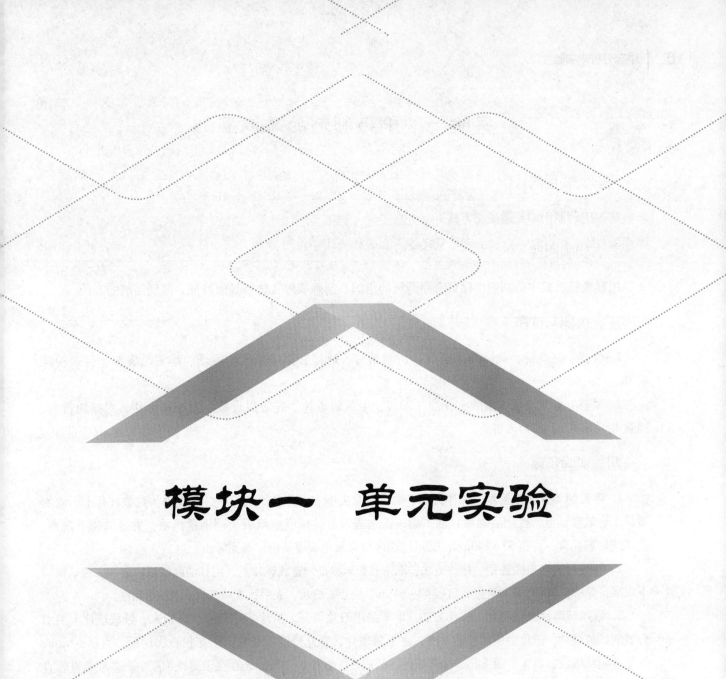

模块一 单元实验

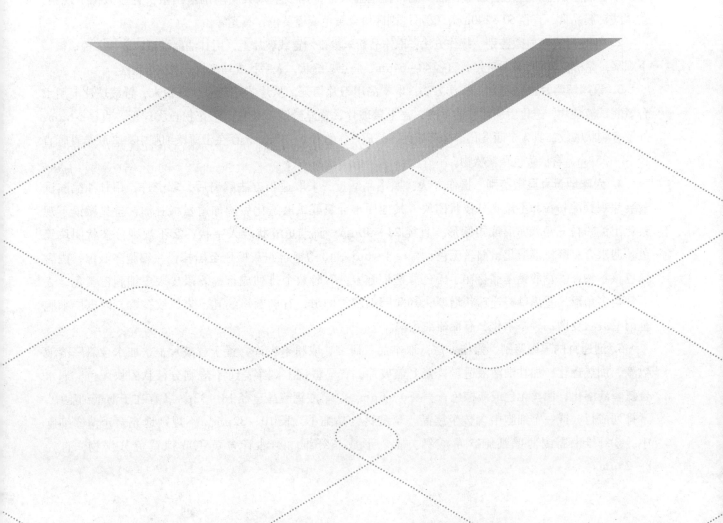

实验一 中药制剂的显微鉴别

一、实验目的

掌握中药制剂的显微鉴别方法。

二、实验原理

用显微镜观察中药制剂中保留有原药材的组织、细胞或内含物等显微特征，鉴别制剂的真伪。

三、仪器与试药

1. 仪器 显微镜、载玻片、盖玻片、酒精灯、研钵、擦镜纸、小镊子、小刀、烧杯、台式粉碎机等。

2. 试药 水合氯醛、醋酸、甘油（AR）；牛黄解毒片、蛇胆川贝散、银翘解毒片、六味地黄丸、逍遥丸（水丸），均为市售品。

四、实验步骤

1. 牛黄解毒片显微鉴别 操作方法：取本品除去糖衣，片芯研成粉末，取少许，置载玻片上，滴加适量水合氯醛试液，透化后加稀甘油 1 滴，盖上盖玻片，用吸水纸吸干周围透出液，置显微镜下观察：①草酸钙簇晶大，直径 60～140μm；②不规则碎块金黄色或橙黄色，有光泽。

2. 蛇胆川贝散显微鉴别 操作方法：取本品粉末少许，置载玻片上，用甘油醋酸试液装片，置显微镜下观察：淀粉粒呈卵形或贝壳形，直径 40～64μm，脐点短缝状，人字状或马蹄状，层纹可观察。

3. 银翘解毒片显微鉴别 操作方法：取本品用刀片切开，从片芯处刮去少许粉末，置载玻片上用水合氯醛试液装片，透化后加稀甘油 1 滴，盖上盖玻片，置显微镜下观察：①花粉粒类球形，直径 >6μm，外壁有刺状雕纹，具 3 个萌发孔；②草酸钙簇晶成片，直径 5～17μm，存在于薄壁细胞中；③联结乳管直径 14～25μm，含淡黄色颗粒状物。

4. 六味地黄丸显微鉴别 操作方法：取本品适量，采取适当方法解离后，取少许，用甘油醋酸试液装片观察淀粉粒和不规则分枝状团块，其他用水合氯醛试液透化后滴加适量稀甘油，置显微镜下观察：①淀粉粒三角状卵形或矩圆形，直径 24～40μm，脐点短缝状或人字状；②不规则分枝状团块无色，遇水合氯醛试液溶化，菌丝无色，直径 4～6μm；③薄壁组织灰棕色至黑棕色，细胞多皱缩，内含棕色核状物；④草酸钙簇晶存在于无色薄壁细胞中，有时数个排列成行；⑤果皮表皮细胞橙黄色，表面观类多角形，垂周壁略连珠状增厚；⑥薄壁细胞类圆形，有椭圆形纹孔，集成纹孔群，内皮层细胞垂周壁波状变曲，较厚木化，有稀疏细孔沟。

5. 逍遥丸的显微鉴别 操作方法：取本品，研细，取粉末少许，置于载玻片上，加水合氯醛溶液数滴，加热透化，加甘油溶液适量，盖上盖玻片，置显微镜上观察：①不规则分枝状团块无色，遇水合氯醛液溶化；菌丝无色或淡棕色，直径 4～6μm。②草酸钙簇晶直径 18～32μm，存在于薄壁细胞中，常排列成行，或一个细胞中含数个簇晶。草酸钙针晶细小，长 10～32μm，不规则地充塞于薄壁细胞中。③纤维束周围薄壁细胞含草酸钙方晶，形成晶纤维。④油管含黄色或棕黄色分泌物，直径 8～25μm。

五、实验数据记录与处理

表1-1　实验数据记录表

制剂名称	显微特征	药味
牛黄解毒片		
蛇胆川贝散		
银翘解毒片		
六味地黄丸		
逍遥丸		

六、结果与讨论

七、思考题

1. 上述观察到的显微特征各自代表何种药味？

2. 结合上述5种中成药的显微鉴别，试述中成药显微鉴别的注意事项。

（王小平　干国平　彭严芳）

实验二　中药制剂的性状及化学反应鉴别

一、实验目的

1. 掌握常用中药制剂的性状及化学反应鉴别和光学鉴别法。
2. 熟悉常用化学反应鉴别原理。
3. 了解中药制剂组成和制法与中药分析的关联性。

二、实验原理

通过对中药性状的正确描述、对比进行性状鉴别，利用中药制剂各药味有效成分、活性或指标性成分的化学性质，进行中药制剂的化学反应鉴别。

三、仪器与试药

1. 仪器 紫外分光光度计、紫外分析仪、烘箱、水浴锅、水蒸气蒸馏装置、显微镜、坩埚、表面皿、试管、烧杯、玻璃板、分液漏斗、电炉、定量毛细管、层析缸等。

2. 试药 香草醛、硫酸、盐酸、镁粉、三氯化锑、三氯甲烷、甲醇、乙醇、硅胶 G（TLC 用）、正己烷、乙酸乙酯、醋酸、二硝基苯甲酸、氢氧化钾、碱性三硝基苯酚、亚硝酸钠、硝酸铝、氢氧化钠、硝酸钠、二氯氧化锆、茚三酮，均为分析纯；大山楂丸、天王补心丸、木香槟榔丸、参茸保胎丸、灵宝护心丹、健脾生血片、止喘灵注射液、川贝雪梨膏、复方丹参片、穿心莲片、银黄口服液、板蓝根颗粒剂，均为市售品。

四、实验步骤

（一）性状

对检品性状进行正确性状描述并记录。

（二）理化鉴别

在以下括弧中填写理化鉴别的化学成分。

1. 大山楂丸中（　）的鉴别 取本品 9g，切碎，加乙醇 40ml，置水浴上加热回流 10 分钟，滤过，滤液蒸干，残渣加水 10ml，加热使溶解，加正丁醇 15ml 振摇提取，分取正丁醇提取液，蒸干，残渣加甲醇 5ml 使溶解，滤过。取滤液 1ml，加少量镁粉与盐酸 2~3 滴，加热 4~5 分钟后，即显橙红色。

2. 天王补心丸中（　）的鉴别 取本品 1g，水蜜丸捣碎，小蜜丸或大蜜丸剪碎，平铺于坩埚中，上盖一长柄漏斗，徐徐加热，至粉末微焦时停止加热，放冷，取下漏斗，用水 5ml 冲洗内壁，洗液置紫外光灯（365nm）下观察，呈淡蓝绿色荧光。

3. 木香槟榔丸中（　）的鉴别 取本品粉末 4g，加水 10ml，水蒸气蒸馏，收集馏液约 100ml，紫外 - 可见分光光度法测定，在 253nm 波长处有最大吸收。

4. 参茸保胎丸中（　）的鉴别 取本品 2g，研细，加水 10ml，置水浴上温热 10 分钟，放冷，滤过，滤液滴在滤纸上，加茚三酮试液 1 滴，在 105℃加热约 2 分钟，斑点显紫色。

5. 灵宝护心丹中（　）的鉴别 取本品 25 丸，研细，加无水乙醇 3ml，研磨，滤过，取滤液 1ml，加三氯化锑约 0.3g 和三氯甲烷 1ml，加热，溶液显红色，继续加热则显玫瑰红或紫色。

6. 健脾生血片中（　）的鉴别 取本品 1 片，除去包衣，研细，加稀盐酸 1 滴与水 20ml 振摇使溶解，滤过，滤液加 1% 邻二氮菲的乙醇溶液数滴，即显深红色。

7. 止喘灵注射液中（　）的鉴别

（1）取本品 20ml，加氨试液使成碱性，用三氯甲烷提取 2 次，每次 10ml，合并三氯甲烷液，取三氯甲烷液 4ml，分置 2 支试管中，一管加氨制氯化铜试液与二硫化碳各 5 滴，振摇，静置，三氯甲烷层显黄色至黄棕色；另一管为空白，以三氯甲烷 5 滴代替二硫化碳，振摇后三氯甲烷层应无色或显微黄色。

（2）取鉴别（1）项下的三氯甲烷液 2ml，置水浴上浓缩至近干，置载玻片上，挥干，加 0.5% 三硝基苯酚溶液 1 滴，置显微镜下观察，可见众多淡黄色油滴状物质。

8. 川贝雪梨膏中（ ）的鉴别 取本品 20g，加水 20ml 及碳酸钠试液 5ml，搅匀，置分液漏斗中，用乙醚 20ml 振摇提取，分取乙醚液，挥干，残渣加 1% 盐酸溶液 2ml 使溶解，滤过，滤液分置二支试管中，一管中加碘化铋钾试液 1~2 滴，生成红棕色沉淀；另一管加碘化汞钾试液 1~2 滴，呈现白色浑浊。

9. 复方丹参片中（ ）的鉴别 取本品 1 片，研细，分次加水少量，搅拌，滤过，滤液移置 100ml 量瓶中，并加水至刻度，取溶液 2ml，加水至 25ml。紫外 - 分光光度法测定在 283nm ± 2nm 波长处有最大吸收。

10. 穿心莲片中（ ）的鉴别

（1）取本品 5 片，除去包衣，研细，加乙醇 10ml，置水浴中加热至沸，加活性炭 0.5g，搅拌，滤过。取滤液 1ml，加二硝基苯甲酸试液与乙醇制氢氧化钾试液的等体积混合溶液 2 滴，摇匀，即显紫色；另取滤液 1ml，加碱性三硝基苯酚试液 3~5 滴，显橙红色。

（2）取本品 3 片，除去包衣，研细，加无水乙醇 25ml，置水浴中加热回流 1 小时，放冷，滤过，滤液蒸干，加水 5ml，加 2% 盐酸溶液调节 pH 至 1.0，在水浴上加热 30 分钟，滤过。取滤液，加 10% 亚硝酸钠溶液和 10% 硝酸铝溶液各 3 滴，摇匀，再加氢氧化钠试液 0.5~1ml，显橙红色。

11. 银黄口服液中（ ）的鉴别

（1）取本品 1ml，加 5% 硝酸钠溶液与 10% 硝酸铝溶液各 0.3ml，生成黄色沉淀，再加 5% 氢氧化钠溶液使成碱性，沉淀即溶解，溶液显棕红色。

（2）取本品 0.1ml，加水 10ml，摇匀，取溶液 2ml，加 5% 二氯化氧锆溶液 1~2 滴，溶液显黄色，再加盐酸 1~2 滴，黄色不褪。

12. 板蓝根颗粒剂中（ ）的鉴别

（1）取本品 0.5g，加甲醇 5ml 使溶解，静置，取上清液点于滤纸上，晾干，置紫外光灯（365nm）下观察，显蓝紫色。

（2）取本品 0.5g，加甲醇 10ml 使溶解，滤过，取滤液 1ml，加茚三酮试液 0.5ml，置水浴中加热数分钟，显蓝紫色。

五、注意事项

1. 应将实验结果与规定要求和现象进行比较，得出该项目的检验结论。
2. 川贝雪梨膏鉴别实验中挥干乙醚需在通风橱中进行。

六、实验数据记录与处理

表 1-2 实验数据记录表

制剂名称	鉴别项目	
大山楂丸	性状描述	
	鉴别药味	

续表

制剂名称	鉴别项目	
天王补心丸	性状描述	
	鉴别药味	
木香槟榔丸	性状描述	
	鉴别药味	
参茸保胎丸	性状描述	
	鉴别药味	
灵宝护心丹	性状描述	
	鉴别药味	
健脾生血片	性状描述	
	鉴别药味	
止喘灵注射液	性状描述	
	鉴别药味	
川贝雪梨膏	性状描述	
	鉴别药味	
复方丹参片	性状描述	
	鉴别药味	
穿心莲片	性状描述	
	鉴别药味	
银黄口服液	性状描述	
	鉴别药味	
板蓝根颗粒剂	性状描述	
	鉴别药味	

七、结果与讨论

八、思考题

1. 上述各鉴别实验分别鉴别了制剂中的哪些药味？预习并将答案填入相应表格中。

2. 各鉴别实验采用的方法原理是什么？产生的现象与制剂中何种成分有关？

附：各中药制剂的处方制法及性状

1. 大山楂丸

【处方】山楂 1000g　六神曲（麸炒）150g　麦芽（炒）150g

【制法】以上三味，粉碎成细粉，过筛，混匀；另取蔗糖 600g，加水 270ml 与炼蜜 600g，混合，炼至相对密度约为 1.38（70℃）时，滤过，与上述粉末混匀，制成大蜜丸，即得。

【性状】本品为棕红色或褐色的大蜜丸，味酸、甜。

2. 天王补心丸

【处方】丹参 25g　当归 50g　石菖蒲 25g　党参 25g　茯苓 25g　五味子 50g　麦冬 50g　天冬 50g　地黄 200g　玄参 25g　制远志 25g　炒酸枣仁 50g　柏子仁 50g　桔梗 25g　甘草 25g　朱砂 10g

【制法】以上十六味，朱砂水飞成极细粉；其余丹参等十五味粉碎成细粉，与朱砂细粉配研，过筛，混匀。每 100g 粉末用炼蜜 20~30g 加适量的水泛丸，干燥，制成水蜜丸或加炼蜜 50~70g 制成小蜜丸或大蜜丸，即得。

【性状】本品为棕黑色的水蜜丸、褐黑色的小蜜丸或大蜜丸；气微香，味甜，微苦。

3. 木香槟榔丸

【处方】木香 50g　槟榔 50　枳壳（炒）50g　陈皮 50g　青皮（醋炒）50g　香附（醋制）150g　醋三棱 50g　莪术（醋炙）50g　黄连 50g　黄柏（酒炒）150g　大黄 150g　炒牵牛子 200g　芒硝 100g

【制法】以上十三味，粉碎成细粉，过筛，混匀，用水泛丸，干燥，即得。

【性状】本品为灰棕色的水丸；味苦、微咸。

4. 参茸保胎丸

【处方】党参 66g　龙眼肉 20g　菟丝子（盐水制）33g　香附（醋制）41g　茯苓 58g　山药 50g　艾叶（醋制）41g　白术（炒）50g　黄芩 66g　熟地黄 41g　白芍 41g　阿胶 41g　炙甘草 28g　当归 50g　桑寄生 41g　川芎（酒制）41g　羌活 20g　续断 41g　鹿茸 20g　杜仲 58g　川贝母 20g　砂仁 33g　化橘红 41g

【制法】以上二十三味，粉碎成细粉，过筛，混匀。每 100g 粉末用炼蜜 30~45g 加适量的水泛丸，干燥，即得。

【性状】本品为深褐色的水蜜丸；味甜、微辛。

5. 灵宝护心丹

【处方】人工麝香　蟾酥　人工牛黄　冰片　红参　三七　琥珀　丹参　苏合香

【制法】以上九味，除人工麝香，人工牛黄、蟾酥、冰片、苏合香外，红参、三七、琥珀粉碎成细粉,备用;丹参用乙醇加热回流提取三次,每次 2 小时,滤过,合并滤液,回收乙醇,浓缩至适量;与红参等细粉、蟾酥混合,干燥,粉碎成细粉;将人工牛黄、人工麝香、冰片研细,与上述细粉配研,过筛,混匀。取上述细粉和苏合香,用水泛丸,干燥,打光,即得。

【性状】本品为红棕色的浓缩微丸;香气,味苦、辛、微麻。

6. 健脾生血片

【处方】党参　茯苓　炒白术　甘草　黄芪　山药　炒鸡内金　醋龟甲山　麦冬　醋南五味子　龙骨　煅牡蛎　大枣　硫酸亚铁

【制法】以上十四味,除硫酸亚铁外,龙骨、煅牡蛎、醋龟甲、炒鸡内金加水煎煮四次,滤过,合并滤液,静置,取上清液备用;其余黄芪等九味,加水煎煮三次,滤过,合并滤液,静置,取上清液与上述上清液合并,滤过,滤液浓缩,干燥,粉碎成细粉,备用;另取硫酸亚铁及维生素 C 分别粉碎成细粉,与上述细粉及适量淀粉混匀,制粒,压制成 1000 片,包薄膜包衣,即得。

【性状】本品为薄膜衣片,除去包衣后显棕黄色至灰褐色;气微腥,味酸、涩、微苦。

7. 止喘灵注射液

【处方】麻黄　洋金花　苦杏仁　连翘

【制法】以上四味,加水煎煮二次,第一次 1 小时,第二次 0.5 小时,合并煎液,滤过,滤液浓缩至约 150ml,用乙醇沉淀处理二次,第一次溶液中含醇量为 70%,第二次为 85%,每次均于 4℃冷藏放置 24 小时,滤过,滤液浓缩至约 100ml,加注射用水稀释至 800ml,预测含量,调节 pH,滤过,加注射用水至 1000ml,灌封,灭菌,即得。

【性状】本品为浅黄色的澄明液体。

8. 川贝雪梨膏

【处方】梨清膏 400g　川贝母 50g　麦冬 100g　百合 50g　款冬花 25g

【制法】以上五味,梨清膏系取鲜梨,洗净,压榨取汁,梨渣加水煎煮 2 小时,滤过,滤液与上述梨汁合并,静置 24 小时,取上清液,浓缩成相对密度为 1.30(90℃)。川贝母粉碎成粗粉,用 70% 乙醇作溶剂,浸渍 48 小时后进行渗漉,回收乙醇,备用;药渣与其余麦冬等三味加水煎煮二次,第一次 4 小时,第二次 3 小时,合并煎液,滤过,滤液静置 12 小时,取上清液,浓缩至适量,加入上述川贝母渗漉液及梨清膏,浓缩至相对密度为 1.30(90℃)的清膏。每 100g 清膏加入用蔗糖 400g 制成的转化糖,混匀,浓缩至规定的相对密度,即得。

【性状】本品为棕黄色的稠厚半流体;味甜。

9. 复方丹参片

【处方】丹参 450g　三七 141g　冰片 8g

【制法】以上三味,丹参加乙醇加热回流 1.5 小时,提取液滤过,滤液回收乙醇并浓缩至适量,备用;药渣加 50% 乙醇加热回流 1.5 小时,提取液滤过,滤液回收乙醇并浓缩至适量,备用;药渣加水煎煮 2 小时,煎液滤过,液浓缩至适量。三七粉碎成细粉,与上述浓缩液和适量的辅料制成颗粒,干燥。冰片研细,与上述颗粒混匀,压制成 333 片,包薄膜片;或压制成 1000 片,包糖衣或薄膜衣,即得。

【性状】本品为糖衣片或薄膜衣片,除去包衣后显棕色至棕褐色;气芳香,味微苦。

10. 穿心莲片

【处方】穿心莲 1000g

【制法】取穿心莲,用 85% 乙醇热浸提取两次,每次 2 小时,合并提取液,滤过,滤液回收乙醇,浓缩至适量，干燥，加辅料适量，制成颗粒，干燥，压制成1000片（小片）或500片（大片），包糖衣或薄膜衣，即得。

【性状】本品为糖衣片或薄膜衣，除去包衣后显灰褐色至棕色；味苦。

11. 银黄口服液

【处方】金银花提取物（以绿原酸计）2.4g　黄芩提取物（以黄芩苷计）24g

【制法】以上二味，黄芩提取物加水适量使溶解，用8%氢氧化钠溶液调节pH至8，滤过，滤液与金银花提取物合并，用8%氢氧化钠溶液调节pH至7.2，煮沸1小时，滤过，加入单糖浆适量，加水至近全量，搅匀，用8%氢氧化钠溶液调节pH至7.2，加水至1000ml，滤过，灌封，灭菌，即得。

【性状】本品为红棕色的澄清液体；味甜、微苦。

12. 板蓝根颗粒剂

【处方】板蓝根1400g

【制法】取板蓝根，加水煎煮两次，第一次2小时，第二次1小时，煎液滤过，滤液合并，浓缩至相对密度为1.20（50℃），加乙醇使含醇量达60%，静置使沉淀，去上清液，回收乙醇并浓缩至适量，加入适量的蔗糖粉和糊精，制成颗粒，干燥，制成1000g；或加入适量的糊精或适量的糊精和甜味剂，制成颗粒，干燥，制成600g，即得

【性状】本品为浅棕黄色至棕褐色的颗粒；味甜、微苦，或味微苦（无蔗糖）。

（张　玲　王小平）

实验三　牛黄解毒片的鉴别

一、实验目的

1. 掌握中药制剂理化定性鉴别的方法和原理。
2. 熟悉牛黄解毒片的理化鉴别方法。

二、实验原理

冰片具有升华性，故采用升华法鉴别牛黄解毒片中的冰片；利用对照品、对照药材作为对照进行TLC检识，以鉴别牛黄解毒片中黄芩、牛黄和大黄的真伪。

三、仪器与试药

1. 仪器　微量升华装置、硅胶G薄层板、恒温水浴锅、电炉、双槽层析缸。

2. 试药　黄芩苷对照品、胆酸对照品、大黄素对照品、大黄对照药材，均购自中国食品药品检定研究院；牛黄解毒片（市售品）。

四、实验步骤

1. 微量升华鉴别　取牛黄解毒片1片，去包衣，研细，进行微量升华，所得白色升华物，加新制的1%香草醛硫酸溶液1~2滴，液滴边缘渐显玫瑰红色。

2. 黄芩TLC鉴别　取本品4片，去包衣，研细，加乙醚30ml，超声15分钟，滤过，弃去乙醚，滤渣挥尽乙醚，加甲醇30ml，超声处理15分钟，滤过，滤液蒸干，残渣加水20ml，加热使溶解，滴加

HCl 调节 pH 至 2~3，加乙酸乙酯 30ml 振摇提取，分取乙酸乙酯液，蒸干，残渣加甲醇 1ml 使溶解，作为供试品溶液。另取黄芩苷对照品，加甲醇制成每 1ml 含 1mg 的溶液，作为对照品溶液。照薄层色谱法（《中国药典》通则 0502）试验，吸取上述两种溶液各 5μl，分别点于同以含 4% NaAc 的羧甲基纤维素钠溶液为黏合剂的硅胶 G 薄层板上，以乙酸乙酯 - 丁酮 - 甲酸 - 水（5:3:1:1）为展开剂，展开，取出，晾干，喷以 1% FeCl₃ 乙醇溶液。供试品色谱中，在与对照品色谱相应位置上，显相同颜色的斑点。

3. 牛黄 TLC 鉴别　取本品 2 片，去包衣，研细，加三氯甲烷 10ml 研磨，滤过，滤液蒸干，残渣加乙醇 0.5ml 使溶解，作为供试品溶液。另取胆酸对照品，加乙醇制成每 1ml 含 1mg 的溶液，作为对照品溶液。照薄层色谱法（《中国药典》通则 0502）试验，吸取上述两种溶液各 5μl，分别点样于同一硅胶 G 薄层板上，以正己烷 - 乙酸乙酯 - 醋酸 - 甲醇（20:25:2:3）的上层溶液为展开剂，展开，取出，晾干，喷以 10% 硫酸乙醇溶液，在 105℃ 加热约 10 分钟，置紫外光灯（365nm）下检视。供试品色谱中，在与对照品色谱相应的位置上，显相同颜色的荧光斑点。

4. 大黄 TLC 鉴别　取本品 1 片，去包衣，研细，加甲醇 20ml，超声 15 分钟，滤过，取滤液 10ml 蒸干，残渣加水 10ml 使溶解，加 HCl 1ml，加热回流 30 分钟，放冷，用乙醚振摇提取 2 次，每次 20ml，合并乙醚液，蒸干，残渣加三氯甲烷 2ml 使溶解，作为供试品溶液。另取大黄对照药材 0.1g，同法制成对照药材溶液。再取大黄素对照品，加甲醇制成每 1ml 含 1mg 的溶液，作为对照品溶液。照薄层色谱法试验，吸取上述三种溶液各 4μl，分别点于同一羧甲基纤维素钠为黏合剂的硅胶 H 薄层板上，以石油醚（30~60℃）- 甲酸乙酯 - 甲酸（15:5:1）的上层溶液为展开剂，展开，晾干，置紫外光灯（365nm）下检视。供试品色谱中，在与对照药材色谱相应的位置上，显相同的 5 个橙黄色荧光主斑点；与对照品色谱相应位置上，显相同的橙黄色荧光斑点；置氨蒸气中熏后，日光下检视，斑点呈红色。

五、注意事项

注意预饱和方法、操作与时间。

六、实验数据记录与处理

表 1-3　实验数据记录表

黄芩 TLC 鉴别	牛黄 TLC 鉴别	大黄 TLC 鉴别

注：请附 TCL 图谱

七、结果与讨论

八、思考题

1. 牛黄解毒片化学鉴别反应各检识什么药物？

2. 中药组方及制法对选择鉴别方法有什么意义？

3. 理化鉴别反应与 TLC 鉴别各有何特点？

4. 牛黄解毒片进行微量升华试验时，应注意哪些问题？哪些中药的鉴别还可以采用微量升华法？

附：牛黄解毒片的处方制法及性状

【处方】人工牛黄 5g 雄黄 50g 石膏 200g 大黄 200g 黄芩 150g 桔梗 100g 冰片 25g 甘草 50g

【制法】以上 8 味，雄黄水飞或粉碎成极细粉；大黄粉成极细粉；牛黄、冰片研细；其余黄芩等 4 味加水煎煮 2 次，合并煎液，滤液浓缩成稠膏，加入大黄、雄黄粉末，制成颗粒，干燥，再加入牛黄、冰片粉末，混匀，压制成 1000 片（大片）或 1500 片（小片），包衣，即得。

【性状】本品为素片、糖衣片或薄膜衣片，素片或包衣片除去包衣后显棕黄色；有冰片香气，味微苦、辛。

（杨燕云）

实验四 三黄片的薄层鉴别

一、实验目的

1. 掌握薄层色谱法鉴别中药制剂的原理和操作方法。
2. 掌握三黄片的薄层鉴别方法。

二、实验原理

在相同的色谱条件下，将供试品薄层色谱与对照药材或对照品薄层色谱对比，若供试品薄层色谱中具有与对照药材或对照品相同颜色或荧光的斑点，即可推断供试品中含有该药味，从而达到定性鉴别的目的。

三黄片由大黄、盐酸小檗碱、黄芩浸膏组成，其中大黄可以用大黄对照药材进行薄层色谱鉴别，盐酸小檗碱和黄芩用对照品盐酸小檗碱和黄芩苷同时进行薄层色谱鉴别。

三、仪器与试药

1. 仪器 紫外分析仪、超声波清洗器、层析缸、研钵、硅胶 GF_{254} 薄层板、硅胶 G 薄层板。

2. 试药 盐酸小檗碱对照品、黄芩苷对照品、大黄对照药材，均购自中国食品药品检定研究院；三黄片（市售品）。

3. 试液 乙酸乙酯 – 丁酮 – 甲酸 – 水（10∶7∶1∶1）、环己烷 – 乙酸乙酯 – 甲酸（12∶3∶0.1）。

四、实验步骤

1. 供试品溶液制备 取三黄片5片，除去包衣，研细，取0.25g，加甲醇5ml，超声处理5分钟，过滤，滤液作为供试品。

2. 盐酸小檗碱和黄芩浸膏的 TLC 鉴别

（1）对照品溶液制备 取盐酸小檗碱对照品，加甲醇配制成每1ml含0.2mg的溶液。再取黄芩苷对照品，加甲醇配制成每1ml含1mg的溶液。

（2）TLC 鉴别 取供试品溶液、盐酸小檗碱对照品溶液和黄芩苷对照品溶液各3~5μl点于同一硅胶 GF$_{254}$ 薄层板上，以乙酸乙酯 – 丁酮 – 甲酸 – 水（10∶7∶1∶1）为展开剂，展开，取出，晾干，置紫外光灯（365nm）和紫外光灯（254nm）下检视。供试品色谱中，在与盐酸小檗碱对照品色谱相应的位置上，紫外光灯（365nm）下显相同颜色的荧光斑点；在与黄芩苷对照品色谱相应的位置上，紫外光灯（254nm）下显相同颜色的荧光斑点。

3. 大黄的 TLC 鉴别

（1）对照药材溶液制备 取大黄对照药材0.2g，加甲醇3ml，超声处理5分钟，取上清液作为对照药材溶液。

（2）TLC 鉴别 吸取对照药材溶液、供试品溶液各5μl，分别点于硅胶 G 薄层板上，以环己烷 – 乙酸乙酯 – 甲酸（12∶3∶0.1）为展开剂，展开，取出，晾干，置紫外光灯（365nm）下检视。供试品色谱中，在与对照药材色谱相应的位置上，显相同颜色的荧光斑点。

五、注意事项

1. 采用水洗除去包衣，水洗后，立即用滤纸吸干，再研细。
2. 对 TLC 结果的判断和描述。

六、实验数据记录与处理

1. 盐酸小檗碱和黄芩浸膏的鉴别结果（附 TLC 图谱）

2. 大黄的鉴别结果（附 TLC 图谱）

七、结果与讨论

八、思考题

1. 土大黄苷属于哪一类杂质？

2. 土大黄苷的化学结构和药理活性如何？

（袁瑞娟）

实验五　香连丸中木香与逍遥丸中当归的薄层鉴别

一、实验目的

掌握中药制剂 TLC 法定性鉴别的原理和操作方法。

二、实验原理

以木香对照药材作为对照物，采用 TLC 法对香连丸中的木香进行 TLC 检识，以鉴别该制剂的真伪。以当归对照药材作为对照物，采用 TLC 法鉴别逍遥丸的真伪。

三、仪器与试药

1. 仪器　紫外分析仪（254nm、365nm）、分析天平（精度为千分之一、万分之一）、超声波清洗器、层析缸、烧杯、锥形瓶、三角漏斗、蒸发皿、玻璃板（10cm×20cm）、点样用毛细管、薄层铺板器等、水浴锅、硅胶 G 薄层板。

2. 试药　木香对照药材、当归对照药材（中国食品药品检定研究院）；香连丸、逍遥丸（水丸），均为市售品；其余试剂均为 AR 级。

四、实验步骤

1. 薄层板制备（2 块薄层板）　称取薄层色谱用硅胶 G 8g，加 0.2% CMC - Na 水溶液 24ml（1:3 左右），在研钵中同一方向研磨混合，去除表面的气泡后，倒入涂布器中，在玻板上平稳地移动涂布器进行涂布（厚度为 0.25~0.5mm），取下涂好薄层的玻板，于室温下置水平台上晾干，在反射光及透射光下检视，表面应均匀，平整，无麻点、无气泡、无破损及污染，于 110℃活化 30 分钟，置干燥器中冷却至室温，备用。

2. 香连丸中木香的鉴别　取香连丸 2g，研细，加乙醚 15ml，放置 2 小时，时时振摇，滤过，滤液挥去乙醚，残渣加乙酸乙酯 0.5ml 使溶解，作为供试品溶液。另取木香对照药材 0.4g，加乙醚 15ml，同法制成对照药材溶液。照薄层色谱法（《中国药典》通则 0502）试验，吸取上述两种溶液各 10μl，分别点于同一硅胶 G 薄层板上，以环己烷－丙酮（10∶3）为展开剂，展开，取出，晾干，喷以 5% 香草醛硫酸溶液，在 105℃ 加热约 5 分钟。供试品色谱中，在与对照药材色谱相应的位置上，显相同颜色的荧光斑点。

3. 逍遥丸中当归的鉴别　取逍遥丸 1g，研碎，加乙醇 15ml，超声处理 15 分钟，滤过，滤液蒸干，残渣加乙醇 1ml 使溶解，作为供试品溶液。另取当归对照药材 0.1g，加乙醇 10ml，同法制成对照药材溶液。照薄层色谱法试验，吸取上述两种溶液各 5μl，分别点于同一硅胶 G 薄层板上，以正己烷－乙酸乙酯（9∶1）为展开剂，展开，取出，晾干，置紫外光灯（365nm）下检视。供试品色谱中，在与对照药材色谱相应的位置上，显相同颜色的荧光斑点。

五、实验数据记录与处理

1. 香连丸中木香鉴别（附 TLC 图谱）

2. 逍遥丸中当归的鉴别（附 TLC 图谱）

六、结果与讨论

七、思考题

1. 影响 TLC 分析质量的因素？

2. 薄层板的制备应注意哪些要点?

3. 采用 TLC 法鉴别中药制剂时，为何常选择对照药材作为对照物?

4. 边缘效应的产生原因及克服方法有哪些?

（千国平　彭严芳）

实验六　甲苯法测定中药制剂中水分的含量

一、实验目的

掌握甲苯法测定中药制剂中水分的原理和实验操作方法。

二、实验原理

中药制剂水分测定的常用方法有烘干法和甲苯法，烘干法适用于不含或少含挥发性成分的药品，甲苯法用于含挥发性成分的药品。香砂养胃丸是由木香、砂仁、白术、陈皮、香附、广藿香、茯苓、半夏等十二味中药制成的水丸，其中有多味中药含有挥发性成分；香连丸是由黄连、木香等药味制成的水丸，其中木香含有挥发性成分，故上述两种制剂均应选择以甲苯法来测定制剂中的水分。

三、仪器与试药

1. 仪器　水分测定装置（图 1-1）、电热套、分析天平（精度为万分之一）。

2. 试药　甲苯；香砂养胃丸、香连丸，均为市售品。

四、实验步骤

1. 实验前，全部仪器应清洁，并置烘箱中烘干。

2. 将香砂养胃丸（或香连丸）研碎，取约适量（相当于含水量 1 ~ 4ml），精密称定，置图 1 所示装置 A 瓶中，加甲苯约 200ml，必要时加入干燥、洁净的沸石或玻璃珠数粒，将仪器各部分连接，自冷凝管顶端加入甲苯，至充满 B 管的狭细部分。将 A 瓶置电热套中或用其他适宜方法缓缓加热，待甲苯开始沸腾时，调节温度，使每秒钟馏出 2 滴。待水分完全馏出，即测定管刻度部分的水量不再增加时，将冷凝管内部先用甲苯冲洗，再用饱蘸甲苯的长刷或其他适宜的方法，将管壁上附着的甲苯推下，继续蒸馏 5 分钟，放冷至定温，拆卸装置，如有水黏附在 B 管的管壁上，可用蘸甲苯的铜丝推下，放置，使水分与甲苯完全分离（可加亚甲蓝粉末少量，使水染成蓝色，以便分离观察）。检读水量，并计算供试品中的含水量（%）。

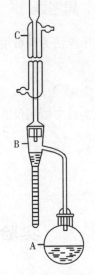

图 1-1　甲苯法水分测定装置

五、注意事项

1. 化学纯甲苯先加水少量，充分振摇后，将水层分离弃去，经蒸馏后使用。
2. 样品应先粉碎成直径不超过 3mm 的颗粒。

六、实验数据记录与处理

表 1 – 4　实验数据记录表

制剂名称	标准要求	实测值		
		$m_样$（g）	水量（ml）	含水量（%）
结论				

七、结果与讨论

八、思考题

1. 甲苯法为何可用于含挥发性成分中药水分的测定？

2. 实验中所用仪器、器皿为什么要烘干？

（千国平　彭严芳　王小平）

实验七　中药中砷盐的检查——古蔡氏法

一、实验目的

掌握古蔡氏法进行中药中砷盐检查的基本原理和操作方法。

二、实验原理

锌与酸作用所产生的初生态氢与供试品中微量砷盐化合物反应生成挥发性砷化氢，再与溴化汞试纸作用生成黄色至棕色砷斑。与同条件下一定量标准砷溶液所产生的砷斑比较，以判定供试品的砷盐限量。

$$AsO_3^{3-} + 3Zn + 9H^+ \longrightarrow AsH_3 \uparrow + 3Zn^{2+} + 3H_2O$$

产生的砷化氢与溴化汞试纸作用。

$$AsH_3 + 3HgBr_2 \longrightarrow 3HBr + As(HgBr)_3（黄色）$$

$$AsH_3 + 2HgBr_2 \longrightarrow 2HBr + AsH(HgBr)_2（棕色）$$

因为 AsO_4^{3-} 在酸性溶液中被 Zn 还原的速度很慢，为提高反应速度，常在反应液中加入 KI 及酸性 $SnCl_2$，将 AsO_4^{3-} 还原为 AsO_3^{3-}。KI 被氧化生成 I_2，以 $SnCl_2$ 来还原，使反应液中维持有 KI 的还原剂存在。

$$AsO_4^{3-} + 2I^- + 2H^+ \longrightarrow AsO_3^{3-} + I_2 + H_2O$$

$$AsO_4^{3-} + Sn^{2+} + 2H^+ \longrightarrow AsO_3^{3-} + Sn^{4+} + H_2O$$

$$I_2 + Sn^{2+} \longrightarrow 2I^- + Sn^{4+}$$

溶液中的碘离子，与反应中产生的锌离子能形成配合物，使生成砷化氢的反应不断进行。

$$4I^- + Zn^{2+} \longrightarrow [ZnI_4]^{2-}$$

供试品和锌粒中可能含有少量硫化物，在酸性溶液中产生 H_2S 气体，干扰实验，故需采用醋酸铅棉花吸收除去 H_2S。

$$H_2S + Pb(CH_3COO)_2 \longrightarrow PbS \downarrow + 2CH_3COOH$$

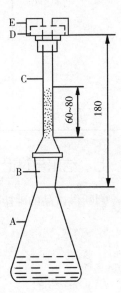

图 1-2 古蔡氏法测砷装置

三、仪器与试药

1. 仪器 分析天平（精度为万分之一）、马弗炉、坩埚、移液管。

2. 试药 盐酸、Zn 粒、Ca(OH)$_2$、黄连上清丸或冰片（市售品）。

3. 试液 标准砷试液（1μgAs/ml）、KI 试液、酸性 SnCl$_2$ 试液。

4. 其他 Pb(CH$_3$COO)$_2$ 棉花、HgBr$_2$ 试纸。

四、实验步骤

1. 测砷装置安装 测试前，先于图 1-2 装置导气管 C 中装入醋酸铅棉花 60mg（装管高度为 60~80mm）；再于旋塞 D 的顶端平面上放一片溴化汞试纸（试纸大小以能覆盖孔径而不露出平面为宜），盖上旋塞 E 并旋紧，即得。

2. 供试品的制备 黄连上清丸：取黄连上清丸粉末 1.0g，称定质量，加 1g 氢氧化钙，加少量水，搅匀，烘干，用小火缓缓炽灼至炭化，再在 500~600℃炽灼至完全灰化（同时做空白，留做标准砷斑用），放冷，加盐酸 7ml 使溶解，再加水 21ml，即得。

冰片：取冰片 1g，加氢氧化钙 0.5g 与水 2ml，混匀，置水浴上加热使冰片挥发后，放冷，加盐酸中和，再加盐酸 5ml 与水适量使成 28ml，即得。

3. 标准砷斑的制备 精密量取标准砷溶液 2ml，置 A 瓶中，加盐酸 5ml 与水 21ml，再加 KI 试液 5ml 与酸性 SnCl$_2$ 试液 5 滴，在室温放置 10 分钟后，加 Zn 粒 2g，立即将装妥的导气管 C 密塞于 A 瓶上，并将 A 瓶置于 25~40℃水浴中反应 45 分钟，取出 HgBr$_2$ 试纸，即得。

4. 供试品的检查 将上述供试品自"再加 KI 试液 5ml"起，依法操作。将生成的砷斑与标准砷斑比较，不得更深。

五、注意事项

1. 供试品与标准品应平行操作；
2. 马福炉的使用安全；
3. 两管中 Pb (CH$_3$COO)$_2$ 棉花的高度和松紧度应一致。

六、实验数据记录与处理

记录供试品砷斑与标准砷斑的颜色，请将 HgBr$_2$ 试纸贴于表 1 – 5。

表 1 – 5 实验数据记录表

制剂名称	检查结果	
	标准品	供试品
	此处贴砷斑	此处贴砷斑
结论		

七、结果与讨论

判断供试品的砷盐检查是否合格。

八、思考题

1. 阐述古蔡氏法与 Ag – DDC 法的差异。

2. 砷盐检查时，碘化钾试液、酸性氯化亚锡试液与醋酸铅棉花的作用分别是什么？

3. 砷盐检查时，为何要规定醋酸铅棉花的装填高度？

（王小平　袁瑞娟）

实验八 冰片的检查

一、实验目的

1. 掌握冰片中杂质检查的原理和方法。

2. 熟悉 Ag – DDC 法进行砷盐检查的基本原理和操作方法。

二、实验原理

冰片为无色透明或白色半透明的片状松脆结晶；气清香，味辛、凉；具挥发性，点燃发生浓烟，并有带光的火焰。在乙醇、三氯甲烷或乙醚中易溶，在水中几乎不溶。熔点应为 205～210℃。《中国药典》规定冰片的检查项有 pH、不挥发物、水分、重金属、砷盐、樟脑等。

锌与酸作用所产生的初生态氢与供试品中微量砷盐化合物反应生成挥发性砷化氢，被二乙基二硫代氨基甲酸银溶液吸收，使 Ag – DDC 中的银还原生成红色的胶态银。通过比较供试品与标准砷溶液在同一条件下生成红色胶态银颜色的深浅，检查供试品中砷盐的量。

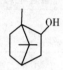

三、仪器与试药

1. **仪器** 砷检查装置、水浴锅、研钵、漏斗、试管、移液管（2ml）、纳氏比色管（25ml）。

2. **试药** 石油醚（60～90℃）、盐酸、锌粒。

3. **试液** 二乙基二硫代氨基甲酸银试液（Ag – DDC 试液）、碘化钾试液、酸性氯化亚锡试液、甲基红指示液、酚酞指示液、标准砷溶液。

4. **其他** 醋酸铅棉花、滤纸。

四、实验步骤

1. pH 取本品 2.5g，研细，加水 25ml，振摇，滤过，分取滤液两份，每份 10ml，一份加甲基红指示液 2 滴，另一份加酚酞指示液 2 滴，均不得显红色。

2. 水分 取本品 1g，加石油醚 10ml，振摇使溶解，溶液应澄清。

3. 砷盐检查（Ag – DDC 法）

（1）标准砷对照液的制备 精密量取标准砷溶液 2ml，置图 1 – 3 装置 A 瓶中，加盐酸 5ml 与水 21ml，再加碘化钾试液 5ml 与酸性氯化亚锡试液 5 滴，在室温放置 10 分钟后，加锌粒 2g，立即将导气管 C 与 A 瓶密塞，使生成的砷化氢气体导入 D 管中，并将 A 瓶置 25～40℃水浴中反应 45 分钟，取出 D 管，添加三氯甲烷至刻度，混匀，即得。

（2）供试品溶液的制备 取样品 1g，加氢氧化钙 0.5g 与水 2ml，混匀，置水浴上加热使本品挥发后，放冷，加盐酸中和，再加盐酸 5ml 与水适量使成 28ml，即得。

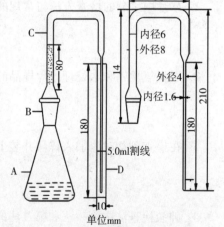

图 1 – 3 Ag – DDC 法测砷装置

（3）检查法　取供试品溶液置 A 瓶中，照标准砷对照液的制备，自"再加碘化钾试液 5ml"起，依法操作。将所得溶液与标准砷对照液同置白色背景上，从 D 管上方向下观察、比较，所得溶液的颜色不得比标准砷对照液更深。必要时，可将所得溶液转移至 1cm 吸收池中，照紫外 – 可见分光光度法（《中国药典》通则 0401）在 510nm 波长处以 Ag – DDC 试液作空白，测定吸光度，供试品溶液吸光度不能比标准对照液吸光度大。

五、注意事项

1. 砷盐检查法中的 D 管在实验前应保持干燥。

2. 砷盐检查法所用锌粒应无砷，以能通过一号筛的细粒为宜，如使用的锌粒较大时，用量应酌情增加，反应时间亦应延长为 1 小时。

六、实验数据记录与处理

表 1 – 6　实验数据记录表

检查项目	操作	结果
pH	加入甲基红指示液	
	加入酚酞指示液	
水分	加入石油醚后振摇	
砷盐	$A_{标准}$	
	$A_{样}$	

【实验提示】

1. 标准砷对照液，应与供试品检查同时进行。

2. 本品中含砷量不得超过百万分之二。

七、结果与讨论

八、思考题

1. 冰片中水分的检查方法与常规的水分检查方法有什么不同？为什么？

2. 用氢氧化钙和水处理冰片样品的原理是什么？

3. 在检查砷盐时，加入锌粒并装上导气管 C 后，如何检查和保证装置的气密性？

4. 砷盐检查法中第一法和第二法的检查方法有何异同？应注意什么？

（邓　放）

实验九 香连丸的溶散时限检查

一、实验目的

掌握丸剂溶散时限的检查方法。

二、实验原理

溶散时限系指丸剂在检查时限内应全部崩解溶散，并通过筛网。

药物需经崩散、溶解，才能为机体吸收而达到治疗的目的，为控制产品质量，保证疗效，药典规定丸剂应检查溶散时限。

三、仪器与试药

1. 仪器 升降式崩解仪、烧杯。

2. 试药 香连丸（市售品）。

四、实验步骤

将吊篮通过上端的不锈钢轴悬挂于金属支架上，浸入 1000ml 烧杯中。并调节吊篮位置使其下降时筛网距烧杯底部 25mm，烧杯内盛有温度为 37℃ ±1℃ 的水，调节水位高度使吊篮上升时筛网在水面下 25mm 处。

取供试品 6 丸，分别置上述吊篮的玻璃管中，加挡板，启动崩解仪进行检查。

五、实验数据记录与处理

【实验提示】

1.《中国药典》规定：小蜜丸、水蜜丸和水丸应在 1 小时内全部溶解，浓缩丸和糊丸应在 2 小时内全部溶散。

2. 上述检查应在规定时间内全部通过筛网，如有细小颗粒状物未通过筛同，但已软化无硬芯者可作合格论。

六、结果与讨论

（干国平　彭严芳）

实验十　夜宁糖浆的 pH 测定

一、实验目的

掌握中药液体制剂 pH 的测定方法

二、实验原理

pH 与液体制剂的稳定性有关，同时，对微生物的生长也有影响，中国药典规定采用 pH 计测定中药液体制剂的 pH。

三、仪器与试药

1. 仪器　pH 计、洗瓶、烧杯。

2. 试药　夜宁糖浆（市售品）。

3. 试液　草酸三氢钾标准缓冲液，邻苯二甲酸氢钾标准缓冲液，磷酸盐标准缓冲液（pH 6.8，pH 7.4），硼砂标准缓冲液。

四、实验步骤

按要求选择二种 pH 约相差 3 个单位的标准缓冲液对 pH 计进行定位和校正。取供试液适量，测定。

五、注意事项

1. 测定前，按各品种项下的规定，选择二种 pH 约相差 3 个单位的标准缓冲液，使供试液的 pH 处于二者之间。

2. 取与供试液 pH 较接近的第一种标准缓冲液对仪器进行校正（定位），使仪器示值与列表数值一致。

3. 仪器定位后，再用第二种标准缓冲核对仪器示值，误差应不大于 ±0.01pH 单位。若大于此偏差，则应小心调节斜率，使示值与第二种标准缓冲液的表列数值相符。重复上述定位与斜率调节操作，至仪器示值与标准缓冲液的规定数值相差不大于 0.02pH 单位。否则，须检查仪器或更换电极后，再行校正至符合要求。

4. 每次更换标准缓冲液或供试液前，应用纯化水充分洗涤电极，然后将水吸尽，也可用所换标准缓冲液或供试液洗涤。

5. 在测定高 pH 的供试品时，应注意碱误差的问题，必要时选用适当的玻璃电极测定。

6. 对弱缓冲液（如水）的 pH 测定，先用邻苯二甲酸氢钾标准缓冲液校正仪器后测定供试液，并重取供试液再测，直至 pH 的读数在一分钟内改变不超过 ±0.05 为止，然后再用硼砂标准缓冲液校正仪器，再如上法测定；二次 pH 的读数相差应不超过 0.1，取二次读数的平均值为其 pH。

7. 配制标准缓冲液与溶解供试品的水，应是新沸过的冷蒸馏水，其 pH 应为5.5~7.0。

8. 标准缓冲液一般可保存 2~3 个月，但发现有浑浊、发霉或沉淀等现象时，不能继续使用。不同温度时标准液的 pH 见表 1-7。

表 1-7 不同温度下标准缓冲液的 pH

温度 (℃)	草酸盐标准缓冲液	苯二甲酸盐标准缓冲液	磷酸盐标准缓冲液	硼砂标准缓冲液	氢氧化钙标准缓冲液
0	1.67	4.01	6.98	9.64	13.43
5	1.67	4.00	6.95	9.40	13.21
10	1.67	4.00	6.92	9.33	13.00
15	1.67	4.00	6.90	9.28	12.81
20	1.68	4.00	6.88	9.23	12.63
25	1.68	4.01	6.86	9.18	12.45
30	1.68	4.02	6.85	9.14	12.29
35	1.69	4.02	6.84	9.10	12.13

六、实验数据记录与处理

七、结果与讨论

（千国平 彭严芳）

实验十一 夜宁糖浆的相对密度测定

一、实验目的

掌握中药制剂相对密度测定的操作方法。

二、实验原理

液体药品的相对密度，一般用比重瓶（图 1 - 4）测定，测定挥发性液体的相对密度，可用韦氏比重秤。

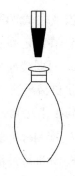

图 1 - 4　比重瓶

三、仪器与试药

1. 仪器　分析天平（精度为万分之一）、水浴锅、比重瓶、温度计、塑料盒、烧杯、电冰箱。

2. 试药　夜宁糖浆（市售品）。

四、实验步骤

取洁净、干燥并精密称定重量的比重瓶，装满供试品（温度应低于 20℃ 或各品种项下规定的温度）后，插入中心有毛细孔的瓶塞，用滤纸将从塞孔逸出的液体擦干，置 20℃（或各品种项下规定的温度）恒温水浴中，放置若干分钟，随着供试液温度的上升，过多的液体将不断从塞孔溢出，随时用滤纸将瓶塞顶端擦干，待液体不再由塞孔溢出，迅速将比重瓶自水浴中取出，再用滤纸将比重瓶外面擦净，精密称定，减去比重瓶的重量，求得供试品重量后，将供试品倾去，洗净比重瓶，装满新沸过的冷水，再照上法测得同一温度时水的重量，按下式计算，即得。

$$供试品的相对密度 = \frac{供试品重量}{水重量}$$

五、实验数据记录与处理

六、结果与讨论

七、思考题

1. 测定液体的相对密度时，为什么要严格控制测定温度？

2. 测定药品的相对密度时，能分别用两个比重瓶装样品和水测定吗？为什么？

（干国平　彭严芳）

实验十二　附子理中丸中乌头碱的限量检查

一、实验目的

1. 掌握中药制剂中乌头碱的限量检查方法。
2. 熟悉采用薄层色谱法进行中药制剂的杂质限量检查。

二、实验原理

附子理中丸由附子、党参、白术（炒）、干姜和甘草组成，附子中含有多种生物碱，其中乌头碱型生物碱毒性大，需对其进行限量检查。生物碱与其沉淀试剂反应，生成有颜色的沉淀。根据薄层色谱中对照品和供试品色谱中乌头碱的量与斑点大小和颜色深浅的正相关性，判断供试品中乌头碱的量是否超出限量。

三、仪器与试药

1. 仪器　分析天平（精度为十万分之一）、水浴锅、振荡器、超声波清洗器、层析缸、硅胶 G 薄层板等

2. 试药　乙醚、无水乙醇、苯、乙酸乙酯、二乙胺、羧甲基纤维素钠、氨、碘化铋钾等均为分析纯；乌头碱对照品（中国食品药品检定研究院）；附子理中丸（市售品）。

四、实验步骤

1. 供试品溶液的制备　取附子理中丸水蜜丸适量，研碎，取 25g；或者大蜜丸适量剪碎，取 36g。加氨试液 4ml，拌匀，放置 2 小时，加乙醚 60ml，振摇 1 小时，放置 24 小时，滤过，滤液蒸干，残渣加无水乙醇 1ml 使溶解，作为供试品溶液。

2. 对照品溶液制备　取乌头碱对照品适量，加无水乙醇制成每 1ml 含 1.0mg 的溶液，作为对照品溶液。

3. 鉴别　照薄层色谱法试验，吸取供试品溶液 12μl、对照品溶液 5μl，分别点于同一硅胶 G 薄层板上，以二氯甲烷（经无水硫酸钠脱水处理）－丙酮－甲醇（6∶1∶1）为展开剂，展开，取出，晾干，喷以稀碘化铋钾试液。供试品色谱中，在与对照品色谱相应位置上，出现的斑点应小于对照品的斑点或不出现斑点。

五、注意事项

1. 喷稀碘化铋钾试液时，注意雾化程度。
2. 喷稀碘化铋钾试液的量不宜太多，否则板面背景颜色太深，不利于观察。
3. 薄层板展开时应先进行预饱和，展开后要充分晒干。
4. 使用乙醚应注意通风，不能接触明火。

六、实验数据记录与处理

【实验提示】

1. 超声提取时注意固定三角瓶,避免倾倒;三角瓶口塞滤纸条,避免瓶塞蹦出。
2. 过滤后的药渣倒入垃圾桶,以免堵塞下水道。
3. 点样用定量毛细管。

七、结果与讨论

八、思考题

1. 除薄层色谱法外,酯型生物碱的限量检查方法有哪些?

2. 乌头碱在本品中的限量是多少?

3. 在制备供试品溶液时,样品中为什么先加氨试液搅拌放置?

(袁瑞娟　王小平)

实验十三　酸性染料比色法测定急支糖浆中麻黄碱的含量

一、实验目的

1. 掌握酸性染料比色法的基本原理及操作方法。
2. 熟悉糖浆剂中麻黄碱的测定方法。

二、实验原理

急支糖浆是由鱼腥草、金荞麦、四季青和麻黄等药味经加工制成的糖浆剂。其中麻黄主要有效成分为麻黄碱。本实验利用生物碱(B)在一定 pH 介质中与 H^+ 结合,生成阳离子(BH^+),在此条件下,一些酸性染料(HIn)解离为阴离子(In^-)与 BH^+ 阳离子定量结合成有色的离子对($BH^+ \cdot In^-$)。此离子对可定量地溶于某些有机溶剂,测定有机相的吸光度,以麻黄碱为对照品,用标准曲线法测定样品中总生物碱的含量。

三、仪器与试药

1. 仪器　紫外可见分光光度计,分液漏斗,移液管,烧杯,量筒。

2. 试药 三氯甲烷（分析纯）、急支糖浆（市售品）。

3. 试液 盐酸麻黄碱对照品溶液（0.1mg/ml），磷酸盐缓冲液（pH=6.8），溴麝香草酚蓝指示液（0.001mol/L）。

四、实验步骤

1. 标准曲线制备 精密量取麻黄碱对照品溶液 0.00、0.20、0.40、0.60、0.80、1.00ml 分置分液漏斗中，加入磷酸盐缓冲液（pH=6.8）10ml，再精密加入三氯甲烷 10ml 和溴麝香草酚蓝指示液 1ml，振摇使分层。分出三氯甲烷层于比色池中，以第一份溶液为空白，在 420nm 处测定各溶液吸光度 A。以浓度为横坐标，吸光度为纵坐标绘制标准曲线。

2. 样品测定 精密量取急支糖浆样品液 0.4ml，置分液漏斗中，按标准曲线制备项下方法，从"加缓冲液 10ml 起"，依法操作，于 420nm 处测定吸光度，计算生物碱含量。

五、实验数据记录与处理

表 1-8 实验数据记录表

量瓶编号	1	2	3	4	5	6	样品1	样品2
C（mg/ml）	空白						–	–
A								

标准曲线方程：$A=$

【实验提示】

1. 磷酸盐缓冲液（pH=6.8）：取 0.2mol/l 磷酸二氢钾溶液 250ml. 加 0.2mol/L NaOH 溶液 118ml，用水稀释至 1000ml，即得。

2. 溴麝香草酚蓝指示液：取溴麝香草酚蓝 0.1g，加 0.05mol/ml NaOH 溶液 3.2ml 使溶解，加水稀释至 200ml 即得。

六、结果与讨论

含量（mg/ml）=标准曲线计算的浓度×10/0.4

七、思考题

1. 本实验在操作中应注意哪些问题？

2. 比色池中有水该如何处理？

（杨燕云）

实验十四　可见分光光度法测定大山楂丸中总黄酮的含量

一、实验目的

1. 掌握用分光光度法测定中药制剂中总黄酮含量的方法。
2. 掌握紫外－可见分光光度计的使用方法。

二、实验原理

大山楂丸由山楂、神曲和麦芽组成，主要功能为开胃消食，其中山楂主要成分为有机酸、黄酮类及多种维生素。

黄酮类化合物在羰基的邻位具有酚羟基或者结构中具有邻二酚羟基时，可与铝盐、铅盐、镁盐等金属盐类试剂反应，生成有色配合物，可用可见分光光度法测定其含量。本实验利用黄酮类化合物在亚硝酸钠的碱性溶液中，与 Al^{3+} 产生高灵敏度的橙红色配合物（$\lambda_{max} = 510\ nm$），从而用可见分光光度法（比色法）测定大山楂丸中总黄酮的含量。

三、仪器与试药

1. **仪器**　紫外可见分光光度计、分析天平（精度为十万分之一，万分之一）、索氏提取器、水浴锅、量瓶。
2. **试药**　乙醇（A. R）、槲皮素对照品或者芦丁对照品（中国食品药品检定研究院）、大山楂丸（市售品）。
3. **试液**　5% 亚硝酸钠溶液、10% 硝酸铝溶液、1mol/L 氢氧化钠溶液。

四、实验步骤

1. **标准溶液的配制**　取槲皮素或芦丁对照品约 20mg，精密称定，置 100ml 量瓶中，加乙醇 50ml 使溶解，再加 50% 乙醇稀释至刻度，即得 0.20mg/ml 的对照品溶液。

2. **标准曲线的制备**　精密量取标准溶液 0、1、2、3、4、5ml，分别置 25ml 量瓶中，各加 50% 乙醇使成 6ml，精密加入 5% 亚硝酸钠溶液 1ml，放置 6 分钟，精密加入 10% 硝酸铝溶液 1ml 放置 6 分钟，再精密加入 1mol/L 氢氧化钠溶液 10ml，然后分别加 50% 乙醇稀释至刻度。以第一份溶液为空白，用紫外可见分光光度计在 510nm 处测定吸光度，计算回归方程。

3. **供试品溶液的制备**　取 120℃ 干燥 2 小时的大山楂丸约 6.5g，精密称定，置索氏提取器中，加乙醇 125ml 回流提取 1.5 小时，将提取液移至 250ml 的量瓶中，补加蒸馏水至刻度，摇匀，即得。

4. **含量测定**　精密量取提取液 2ml，置 10ml 量瓶中，照标准曲线的制备项下方法自"加 50% 乙醇使成 5ml"始，依法测定，并由回归方程计算样品中总黄酮的含量。

五、注意事项

样品显色后，在 30 分钟内测定总黄酮含量，无明显改变，超过 30 分钟，含量有所改变。

六、实验数据记录与处理

表1-9 实验数据记录表

量瓶编号	1	2	3	4	5	6	样品1	样品2
C（mg/ml）	空白						–	–
A								

标准曲线方程：$A =$

七、结果与讨论

计算 C（mg/ml） =

$$总黄酮 \% = \frac{C \times 10}{W \times 1000 \times \dfrac{2}{250}} \times 100\%$$

八、思考题

1. 比色法操作的注意事项是什么？

2. 总黄酮与单体黄酮的测定方法有何不同？

3. 索氏提取法有何优点？

4. 提取中须注意哪些问题？

（王小平　杨燕云）

实验十五　双波长法测定复方炉甘石洗剂中苯酚的含量

一、实验目的

1. 掌握紫外分光光度计的正确使用方法。
2. 熟悉双波长法消除干扰测定苯酚含量的方法。

3. 了解中药制剂含量测定的一般程序。

二、实验原理

复方炉甘石洗剂为医院制剂，在临床上用于治疗湿疹、皮炎、皮肤瘙痒等。各家医院处方不一，本实验分析的供试品为含有苯酚的复方炉甘石洗剂。本品为混悬液，其中苯酚的含量测定利用了其具有紫外吸收特征的性质，采用双波长法可消除共存组分的干扰，并采用标准曲线法计算苯酚含量。

三、仪器与试药

1. 仪器 紫外分光光度计、分析天平（精度为万分之一）、量瓶、移液管、烧杯、洗瓶、滴管。

2. 试药 苯酚、硫酸、复方炉甘石洗剂（医院制剂）、阴性样品（不含苯酚的复方炉甘石洗剂）。

四、实验步骤

1. 苯酚对照品溶液的配制 取苯酚约 1g，精密称定，置 100ml 量瓶中，加水至刻度配制成苯酚对照品贮备溶液（10mg/ml）。

精密量取贮备溶液 2ml 置 50ml 量瓶中，加水稀释至刻度，得苯酚对照品溶液（0.40mg/ml），记为 A。

2. 供试品溶液的配制 精密量取复方炉甘石洗剂 2ml，置 50ml 量瓶中，滴加稀硫酸至沉淀恰好溶解，加水至刻度。精密量取 4ml 置 50ml 量瓶中，加水至刻度，记为 B。

3. 阴性对照溶液的配制 按处方量配制不含苯酚的复方炉甘石洗剂，精密量取 2 ml 置 50ml 量瓶中，加适量稀硫酸恰好使沉淀溶解，加水至刻度，记为 C。

4. 测定波长的选择 精密量取 A 液 4ml，置 50ml 量瓶中，加水稀释至刻度，摇匀，置比色池中，以水为空白，在 269nm 附近（260～280nm）每隔 2nm 测定吸光度，确定最大吸收波长，以此为测定波长。

5. 参比波长的选择 精密量取 C 液 4ml，置 50ml 量瓶中，用水稀释至刻度，摇匀，以水为空白，在上述确定的测定波长处测定吸光度，然后在 351nm 附近（340～360nm）每隔 2nm 测定吸光度，以与测定波长处相同吸光度所对应的波长作为参比波长。

6. 标准曲线的绘制 分别精密量取 A 液 1、2、3、4、5ml 置 50ml 量瓶中，再各精密加入 C 液 4ml，加水至刻度，摇匀。以水为空白，分别测定各溶液在测定波长和参比波长处的吸光度（A），计算各对照品溶液在两个波长处吸光度差值（ΔA），绘制以吸光度差值 ΔA 为纵坐标，苯酚对照品溶液浓度（C）为横坐标的标准曲线，计算回归方程。

7. 样品测定 取供试品溶液 B，以水为空白，分别于测定波长和参比波长处测定吸光度，根据双波长吸光度差值（ΔA），由回归方程计算样品中苯酚浓度。

五、注意事项

1. 严格按照紫外分光光度计操作程序，规范操作。
2. 炉甘石洗剂加稀硫酸溶解是酸碱反应，因此必须等沉淀物溶解完全后才可加水稀释定容。
3. 若阴性对照溶液找不到等吸收波长，可采用系数倍率法。

六、实验数据记录与处理

表 1 – 10　实验数据记录表

	对 1	对 2	对 3	对 4	对 5	样 1	样 2	样 3
C（ng/ml）								
$A_测$								
$A_参$								
ΔA								
回归方程								

【实验提示】

请查阅文献，调研医院制剂复方炉甘石洗剂的处方及制备。

七、结果与讨论

八、思考题

1. 试分析系数倍率法和双波长等吸收法的异同点。

2. 本实验中苯酚的定量方法可否采用标准加入法？与标准曲线法相比有什么不同？

（张　玲）

实验十六　柱色谱 – 紫外分光光度法测定香连丸中生物碱的含量

一、实验目的

1. 掌握柱色谱净化样品的操作方法。

2. 掌握吸收系数法测定中药制剂含量的基本原理和计算方法。

二、实验原理

采用超声波提取法，用氧化铝作净化剂进行液－固萃取净化处理，使提取液中具有紫外吸收的大极性干扰组分保留在柱上以消除干扰，小檗碱型生物碱被洗脱。盐酸小檗碱在 345nm ± 1nm 波长处有最大吸收，在此波长处测定洗脱液的吸光度，以吸收系数法按盐酸小檗碱计算总生物碱含量。

三、仪器与试药

1. 仪器 紫外分光光度计、超声波清洗器、分析天平（精度为万分之一）、色谱柱、量瓶（50ml）、移液管（5ml，2ml）、三角瓶、烧杯、量筒等。

2. 试药 中性氧化铝（层析用）、香连丸（市售品），盐酸、甲醇、乙醇，均为 AR 级。

四、实验步骤

1. 取香连丸，研成粉末（通过三号筛），取约 1g，精密称定，置 50ml 量瓶中，加盐酸－甲醇（1∶100）适量，超声处理（功率 120W，频率 40kHz）30 分钟，放冷，加盐酸－甲醇（1∶100）稀释至刻度，摇匀，滤过。

2. 精密量取上述续滤液 5ml，置已处理好的氧化铝柱（内径约 0.9cm，中性氧化铝 5g，湿法装柱，并先用乙醇约 30ml 预洗）上，用乙醇 25ml 分次洗脱，收集洗脱液，置 50ml 量瓶中，加乙醇稀释至刻度，摇匀。精密量取 2ml，置 50ml 量瓶中，加 0.5mol/L 硫酸溶液稀释至刻度，摇匀。

3. 照分光光度法，在 345nm ± 1nm 波长处测定样品液的吸光度，以乙醇 2ml 及 H_2SO_4 液（0.5mol/L）稀释至 50ml 的混合液为空白。按盐酸小檗碱的吸收系数（$E_{1cm}^{1\%}$）为 728 计算。

五、实验数据记录与处理

【实验提示】
1. 比色池厚度为 1cm。
2. 本品按干燥品计算，含总生物碱以盐酸小檗碱（$C_{20}H_{18}ClNO_4$）计，不得少于 6.0%。

六、结果与讨论

七、思考题

1. 单波长分光光度法测定中药含量时有哪些要求？

2. 本实验操作应注意哪些问题?

(干国平　彭严芳)

实验十七　原子荧光法测定金银花中微量砷的含量

一、实验目的

1. 掌握原子荧光法测定中药中砷的基本原理。
2. 熟悉中药中砷的允许限量。
3. 了解原子荧光分光光度计的使用方法。

二、实验原理

气态的自由原子吸收特征波长的辐射后,外层电子从基态(或低能态)跃迁到激发态(或高能态),回到基态时可发射出荧光。原子荧光光谱法(AFS)是利用含 As、Pb、Cd、Se、Sb、Te、Ge、Sn、Zn、Bi、Hg 等元素的无机物在酸性介质中与硼氢化物生成氢化物,在氩氢焰中原子化为基态原子,受光源同元素灯照射激发,回到基态时发射荧光,测量待测元素所产生的荧光谱线强度进行定量分析的方法。

金银花是忍冬科植物忍冬 *Lonicera japonica* Thunb. 的花蕾或带初开的花,是常用的清热解毒,疏散风热中药。市场上的金银花常因用劣质硫黄加工熏制而含有砷,影响该药材在临床使用的安全性。本实验利用原子荧光光谱法分析市售金银花药材中的 As 元素,按标准曲线法计算含量,以检测其是否超过《中国药典》所规定的限量。

三、仪器与试药

1. 仪器　原子荧光光度计,控温电热板,分析天平(精度为万分之一),中药粉碎机,高型烧杯,量瓶,移液管等。

2. 试药　硝酸(优级纯)、高氯酸(优级纯)、盐酸、KBH_4、硫脲、抗坏血酸、氢氧化钠、高纯氩气、高纯水。

3. 试液　砷标准储备液(国家对照品溶液,500mg/L)、金银花药材(市售)。

四、实验步骤

1. 仪器及测定条件　砷阴极灯:总电流 60mA,辅阴极电流 30mA,负高压 270V;原子化器高度 8mm;载气流量 300ml/min;屏蔽气流量:800ml/min;载流:5% 盐酸;还原剂:2% KBH_4(0.2% 氢氧化钠介质)。

2. 供试品溶液的制备　取金银花干燥药材粉末约 2.0g,精密称定,置 100ml 高型烧杯中,加入硝酸 – 高氯酸(4:1)10ml,盖上表面皿,室温放置一夜,第二天置不锈钢电热板上 100℃ 消化至无色透明,再继续蒸至溶液约剩 2ml,置 25ml 量瓶中加 8% 硝酸稀释至刻度;同样条件下做试剂空白溶液。

3. 系列对照品溶液的制备 取砷标准储备液国家对照品溶液（500mg/L），配制一系列对照品溶液：1.0、2.0、4.0、8.0、10.0ng/ml。

4. 测定 分别精密量取系列对照品溶液与供试品溶液各 5ml 至 25ml 量瓶中，加入还原剂（5%硫脲+5%抗坏血酸）5ml，再加稀盐酸稀释至刻度，摇匀，室温下放置 0.5～1 小时，测定荧光值 I，并绘制标准曲线，建立回归方程，采用标准曲线法计算含量。

五、注意事项

原子荧光光度计使用中要注意气液分离器中反应不能过于剧烈。

六、实验数据记录与处理

表 1-11　实验数据记录表

	1	2	3	4	5
标准溶液浓度（ng/ml）					
荧光值/F					
回归方程					
样品荧光值/F					
样品含量（µg/g）					
平均样品含量（µg/g）					
RSD（%）					

【实验提示】

1. 配制溶液时应将所有玻璃器皿用 50% 硝酸泡 24 小时后，用自来水、蒸馏水、高纯水冲洗。
2. 计算金银花药材中砷含量时，不要遗忘供试品溶液的稀释倍数。
3. 请查阅文献，调研金银花药材砷测量的消解和测量方法。

七、结果与讨论

八、思考题

1. 本实验在供试品溶液中加入硫脲和抗坏血酸的作用是什么？在分析检测中氩气有何作用？

2. 中药的元素分析常用消化方法有哪些？各方法在应用上有何特点？

3.《中国药典》收载中药砷含量测定的方法有哪些？

4.《中国药典》（一部）要求进行砷含量测定的中药有哪些？与中药砷的限量检查在原理上有什么不同？中国药典规定每克中药材中 As 含量不得超过多少？

5. 查阅文献，分析探讨砷的生物毒性是否与总含量正相关？

（张　玲）

实验十八　高效液相色谱法测定三黄片中大黄素和大黄酚的含量

一、实验目的

1. 掌握高效液相色谱法在中药制剂含量测定中的应用。
2. 掌握高效液相色谱仪的使用方法。

二、实验原理

三黄片由大黄、盐酸小檗碱、黄芩浸膏制成，大黄为君药，其主要有效成分为大黄素和大黄酚等蒽醌类成分，大黄素和大黄酚均有紫外吸收，故可采用 HPLC – UV 法进行含量测定。

三、仪器与试药

1. 仪器　高效液相色谱仪配紫外检测器、微量进样器、分析天平（精度为万分之一）、水浴锅、分液漏斗、蒸发皿、色谱甲醇、双蒸水、色谱柱。

2. 试药　大黄素、大黄酚对照品（中国食品药品检定研究院）、三黄片（市售）；乙醇、三氯甲烷、盐酸、乙酸乙酯、磷酸，均为分析纯、微孔滤膜。

四、实验步骤

1. 色谱条件与系统适用性试验　固定相：十八烷基硅烷键合硅胶；流动相：甲醇 – 0.1%磷酸溶液（85∶15）；检测波长254nm。理论板数按大黄酚峰计算不得低于2000。

2. 对照品溶液的制备　取大黄素和大黄酚对照品适量，精密称定，加无水乙醇 – 乙酸乙酯（2∶1）的混合溶液制成每1ml含大黄素10μg、大黄酚25μg的混合溶液。

3. 供试品溶液的制备　取本品20片，除去包衣，精密称定，研细（过三号筛），取约0.26g，精密称定，置锥形瓶中，精密加乙醇25ml，密塞，称定重量，加热回流1小时，放冷，用乙醇补足减失的重量，摇匀，滤过，精密量取续滤液10ml，置烧瓶中，蒸干，加30%乙醇 – 盐酸（10∶1）溶液15ml，置水浴中加热回流1小时，立即冷却，用三氯甲烷强力振摇提取4次，每次15ml，合并三氯甲烷液，蒸干，残渣用无水乙醇 – 乙酸乙酯（2∶1）的混合溶液溶解，转移置25ml量瓶中，并稀释至刻度，摇匀，滤过，取续滤液，即得。

4. 测定　分别精密吸取对照品溶液与供试品溶液各10μl，注入高效液相色谱仪，测定，计算出其含量。

五、实验数据记录与处理

$m_{20片}$（g）=

$m_{样}$（g）=

表1–12 实验数据记录表

	$C_{对}$	$A_{对}$	$A_{样}$	$C_{样}$
大黄素				
大黄酚				

【实验提示】

1. "精密称定"系指称取重量应准确至所称取重量的千分之一。

2. "精密量取"系指量取体积的准确度应符合国家标准中对该体积移液管的精度要求。

3. 本品每片含大黄以大黄素（$C_{15}H_{10}O_5$）和大黄酚（$C_{15}H_{10}O_4$）总量计，小片不得少于1.55mg；大片不得少于3.1mg。

六、结果与讨论

七、思考题

1. 本实验含量测定的计算方法是什么？

2. 影响理论板数的因素有哪些，如何提高？

（王小平）

实验十九 高效液相色谱法测定赤芍饮片中芍药苷的含量

一、实验目的

1. 掌握高效液相色谱在中药含量测定中的分离检测原理。

2. 熟悉中药有效成分含量测定的样品处理方法。

3. 了解高效液相色谱法测定中药含量的一般操作流程。

二、实验原理

赤芍的有效成分是芍药苷，《中国药典》将其定为质量评价和控制的检测指标。本实验采用50%甲醇超声提取制备样品，以十八烷基键合硅胶为固定相，乙腈－水为流动相分离芍药苷，在230 nm波长处进行检测；采用外标一点法进行定量计算。

三、仪器与试药

1. 仪器 高效液相色谱仪、分析天平（精度十万分之一）、超声波清洗器、石英亚沸高纯水机、溶剂抽滤瓶、真空泵、中药粉碎机、微量进样针等。

2. 试药 芍药苷对照品（中国食品药品检定研究院）、乙腈（色谱纯）、甲醇（分析纯）、赤芍饮片（市售）等。

四、实验步骤

1. 色谱条件 C_{18}色谱柱（4.6mm×250mm，5μm）；流动相为乙腈－水（18:82）；检测波长230nm；流速1.0ml/min；柱温为室温；进样量20μl。

2. 对照品溶液的制备 取经五氧化二磷减压干燥器中干燥36小时的芍药苷对照品适量，精密称定，置量瓶中，加甲醇制成每1ml含0.5mg的溶液，摇匀，即得。

3. 供试品溶液的制备 取样品粗粉约0.5g，精密称定，置具塞锥形瓶中，精密加入甲醇25ml，称定重量，浸泡4小时，超声处理（功率125W，频率40kHz）20分钟，放冷，再称定重量，用甲醇补足减失的重量，摇匀，滤过，续滤液过0.45μm微孔滤膜，即得。

4. 含量测定 精密吸取对照品溶液和供试品溶液各10μl，分别注入液相色谱仪，按外标一点法，计算芍药苷百分含量。

五、实验数据记录与处理

$m_{样}$（g）=

表1-13 实验数据记录表

	1	2	3
$C_{芍药苷对照品}$（mg/ml）			
$A_{芍药苷对照品}$			
芍药苷含量（%）			
平均芍药苷含量（%）			
RSD（%）			

【实验提示】

1. 中药材和饮片由于受到各地域及不同季节空气湿度不一的影响，含水量在规定限量下仍会有较大差异。在测定有效成分含量的同时做含水量的测定，以干燥品表示含量更具有科学性。

2. 请查阅文献，调研赤芍饮片的种类和加工方法。

3. 《中国药典》规定：赤芍饮片芍药苷含量不得少于1.5%。

六、结果与讨论

七、思考题

1. 根据芍药苷结构，试分析在样品处理时，增大溶剂极性对提取率有利还是不利？对进入色谱柱分离是有利还是不利？

2. 流动相中若存在缓冲盐时，色谱系统该如何维护？

（张　玲）

实验二十　高效液相色谱法测定牛黄解毒片中黄芩苷的含量

一、实验目的

1. 掌握中药制剂中黄芩苷的测定方法。
2. 熟悉高效液相色谱仪的使用方法。

二、实验原理

《中国药典》采用黄芩苷作为牛黄解毒片的含量测定指标，用高效液相色谱法在 315nm 处进行检测。本实验采用外标一点法定量。

三、仪器与试药

1. 仪器　高效液相色谱仪、色谱柱、分析天平（精度十万分之一，万分之一）、超声波清洗器、研钵、锥形瓶（100ml）、量瓶（100ml、50ml、10ml）、移液管（2ml）、微量进样器。

2. 试药　黄芩苷对照品（供含量测定用，中国食品药品检定研究院）、牛黄解毒片（市售品）；甲醇（色谱纯）、甲醇（分析纯）；乙醇、磷酸均为分析纯。

四、实验步骤

1. 色谱条件与系统适用性试验　以十八烷基硅烷键合硅胶为填充剂；甲醇-水-磷酸（45：55：0.2）为流动相；检测波长为 315nm。理论板数按黄芩苷峰计算应不低于 3000。

2. 对照品溶液的制备　取黄芩苷对照品适量，精密称定，加甲醇制成每 1ml 中含 30μg 的溶液，即得。

3. 供试品溶液的制备　取本品 20 片（包衣片除去包衣），精密称定，研细，取 0.6g，精密称定，置锥形瓶中，加 70% 乙醇 30ml，超声处理（功率 250W，频率 33kHz）20 分钟，放冷，滤过，滤液置 100ml 量瓶中，用少量 70% 乙醇分次洗涤容器和残渣，洗液滤入同一量瓶中，加 70% 乙醇至刻度，摇匀；精密量取 2ml，置 10ml 量瓶中，加 70% 乙醇至刻度，摇匀，即得。

4. 测定法　分别精密吸取对照品溶液 5μl 与供试品溶液 10μl，注入液相色谱仪，测定，即得。

本品每片含黄芩以黄芩苷（$C_{21}H_{18}O_{11}$）计，小片不得少于 3.0mg；大片不得少于 4.5mg。

五、实验数据记录与处理

表 1 – 14　实验数据记录表

对照品质量（mg）		对照品溶液浓度 C（μg/ml）	
20 片重（g）		样品重 W（g）	
对照品保留时间（min）		$A_{对}$	
供试品保留时间（min）		$A_{样}$	

含量计算：

$$C_x = \frac{A_x}{A_R} C_R \text{（μg/ml）}$$

$$=$$

$$=$$

$$含量（毫克／片）= \frac{C_x \times V \times D \times 平均片重（克／片）\times 10^{-3}}{W（克）}$$

$$=$$

$$=$$

【实验提示】

1. 除去包衣时要注意尽量除尽糖衣，同时保持片芯完整。

2. 每小组尽量由同一名同学进样，减少进样误差。

六、结果与讨论

七、思考题

1. HPLC 中常用的定量方法有几种？外标一点法有何优缺点？

2. 药品质量标准中制定的 HPLC 条件，哪些可以调整，哪些不能变动？

3. 牛黄解毒片中黄芩苷的含量限度制定的依据是怎样的？

（邓　放）

实验二十一　高效液相色谱法测定香连丸中盐酸小檗碱的含量

一、实验目的

1. 掌握 HPLC 法测定中药制剂含量的方法。
2. 掌握高效液相色谱仪的使用方法。

二、实验原理

利用高效液相色谱法分离香连丸中盐酸小檗碱，根据小檗碱在 350nm 有最大吸收，故在 350nm 波长处进行测定。

三、仪器与试药

1. 仪器　高效液相色谱仪、超声波清洗器、分析天平（精度为十万分之一）、减压干燥烘箱、真空干燥器。

2. 试药　盐酸小檗碱对照品（中国食品药品检定研究院）、香连丸（市售品）、乙腈（色谱纯）、磷酸二氢钾、磷酸（分析纯）、双蒸水。

四、实验步骤

1. 色谱条件　以十八烷基硅烷键合硅胶为填充剂，以乙腈 – 0.05mol/L 磷酸二氢钾溶液（用 H_3PO_4 调节至 pH 3.0）（30∶70）为流动相，检测波长 350nm，流速 1.0ml/min，进样量 10μl。

2. 供试品溶液的制备　取本品适量，研碎，取约 0.2g，精密称定，精密加入盐酸 – 甲醇（1∶100）的混合溶液 50ml，称定重量，加热回流 1 小时，放冷，再称定重量，用上述混合溶液补足减失的重量，摇匀，滤过，精密量取续滤液 5ml，置 50ml 量瓶中，加甲醇至刻度，摇匀，滤过，取续滤液，即得。

3. 对照品溶液的制备　取盐酸小檗碱对照品适量，精密称定，加甲醇制成每 1ml 含 15μg 的溶液，即得。

4. 测定法　分别精密吸取对照品溶液与供试品溶液各 10μl，注入液相色谱仪，测定，即得。

本品每 1g 含萸黄连以盐酸小檗碱（$C_{20}H_{17}NO_4 \cdot HCl$）计，不得少于 27.0mg。

五、实验数据记录与处理

六、结果与讨论

七、思考题

1. HPLC 法如何选择色谱柱？

2. 作 HPLC 分析时，应注意哪些事项？

（干国平　彭严芳）

实验二十二　高效液相色谱法测定复方丹参片中丹参酮 II_A 的含量

一、实验目的

1. 掌握中药制剂中丹参酮 II_A 的 HPLC 测定方法。
2. 熟悉高效液相色谱仪的使用方法。

二、实验原理

利用复方丹参片中的丹参酮 II_A 在 270nm 有最大吸收，故采用高效液相色谱法在 $\lambda_{max} = 270nm$ 处对复方丹参片中的丹参酮 II_A 进行检测。

三、仪器与试剂

1. 仪器　高效液相色谱仪、超声波提取器、分析天平。

2. 试药　甲醇（色谱纯）、娃哈哈纯净水、丹参酮 II_A 对照品（中国食品药品检定研究院）、复方丹参片（市售品）。

四、实验步骤

1. 对照品溶液的制备　取丹参酮 II_A 对照品适量，精密称定，置于棕色量瓶中，加甲醇制成每 1ml 含 $40\mu g$ 的溶液，即得对照品溶液。

2. 供试品溶液的制备　取复方丹参片 10 片，糖衣片除去糖衣，精密称定，研细，取约 1g，精密称定，置具塞棕色瓶中，精密加入甲醇 25ml，密塞，称定重量，超声处理 15 分钟（功率 250W，频率 33kHz），放冷，再称定重量，用甲醇补足减失的重量，摇匀，滤过，取续滤液，过 $0.45\mu m$ 微孔滤膜后置棕色瓶中，即得供试品溶液。

3. 测定方法　色谱条件：用十八烷基硅烷键合硅胶为填充剂；甲醇 – 水（73∶27）为流动相；流速为 1ml/min；检测波长为 270nm。

测定：分别精密吸取对照品溶液与供试品溶液各 $10\mu l$，注入液相色谱仪，测定，即得。

本品每片含丹参以丹参酮 II_A（$C_{19}H_{18}O_3$）计，不得少于 0.20mg。

五、注意事项

1. 高效液相色谱仪的使用。
2. 玻璃仪器的使用规范操作。

六、实验数据记录与处理

表1-15　实验数据记录表

对照品	浓度（mg/ml）		峰面积（A）
样品	10片重（g）	样品质量（g）	峰面积（A）

七、结果与讨论

八、思考题

HPLC中常用的定量方法有几种？外标一点法有何优缺点？

（尹　华　李万里）

实验二十三　气相色谱法测定复方丹参片中冰片的含量

一、实验目的

掌握气相色谱法（GC）测定中药制剂含量的原理和方法。

二、实验原理

复方丹参片由三七、丹参、冰片组成，其中冰片为龙脑和异龙脑的混合物，具挥发性。因此，本实验采用GC法对该制剂中冰片进行测定，并用内标法计算含量。

三、仪器与试药

1. 仪器　气相色谱仪（FID检测器）、离心机、毛细管色谱柱（PEG-20M）、微量进样器（GC用10 μl）。

2. 试药　冰片对照品（中国食品药品检定研究院）；复方丹参片（市售品）；正十五烷、乙酸乙酯均为分析纯。

四、实验步骤

1. 色谱条件　以聚乙二醇（PEG-20M）为固定相，固定液浓度为10%，柱温120℃，载气为N_2，流速为45ml/min，FID检测器。

2. 校正因子测定 （1）内标溶液配制 取正十五烷 70mg，置 50ml 量瓶中，加乙酸乙酯至刻度，摇匀，作为内标溶液。

（2）对照溶液配制 取冰片对照品约 8mg，精密称定，置 5ml 量瓶中，精密加入内标溶液至刻度，摇匀，作为冰片对照溶液。

（3）校正因子测定 取冰片对照液 1μl 注入气相色谱仪，测定至少 5 次，计算校正因子。

3. 测定法 取本品 10 片，精密称定，研细，取约 1 片重的粉末，精密称定，置具塞试管中，精密加入内标溶液 5ml，密塞。超声处理 10 分钟，离心，取上清液 1μl。注入气相色谱仪，测定。按内标法以峰面积计算含量。

五、注意事项

1. 实验前，必须对气相色谱仪整个气路系统进行检漏。

2. 开机前，先开通氮气。实验结束，先关机，后关氮气。

六、实验数据记录与处理

七、结果与讨论

八、思考题

1. 气相色谱实验时，为什么要先开通氮气，后开机；结束时先关机，后关氮气？

2. 采用 GC 法测定中药制剂含量时，为何常用内标法测定？

（干国平 彭严芳）

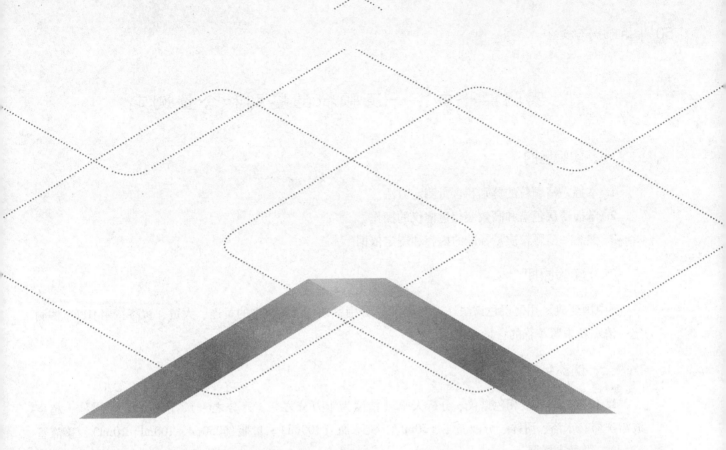

模块二 综合性、设计性实验

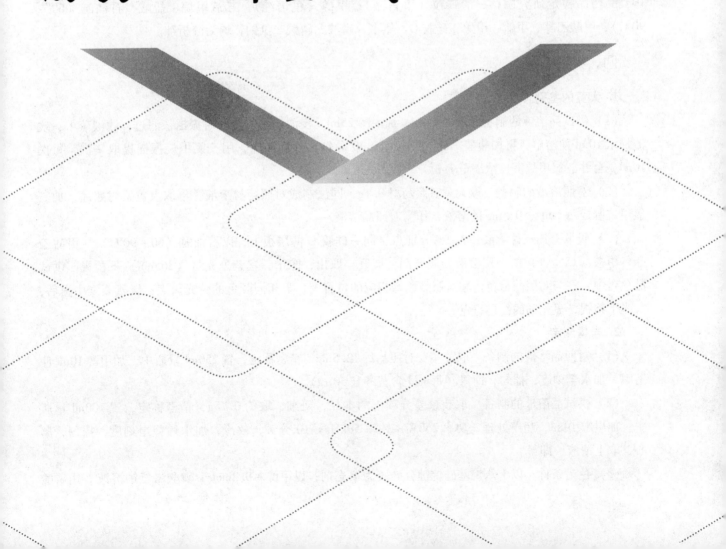

实验二十四 一清颗粒的鉴别和含量测定

一、实验目的

1. 掌握一清颗粒的鉴别和含量测定方法。
2. 掌握薄层色谱和高效液相色谱仪的操作。
3. 熟悉一清颗粒质量标准的内容和制定依据。

二、实验原理

《中国药典》用薄层色谱法（通则0502）分别鉴别一清颗粒中的黄连、大黄、黄芩；用 HPLC 法测定一清颗粒中黄芩苷的含量。

三、仪器与试药

1. 仪器 高效液相色谱仪、分析天平（精度为十万分之一，万分之一）、层析缸、色谱柱、超声波清洗器、水浴、研钵、分液漏斗（50ml）、锥形瓶（100ml）、量瓶（250ml、100ml、10ml）、移液管（2ml）、微量进样器。

2. 试药 大黄素对照品（供鉴别用）、大黄对照药材、黄芩苷对照品（供含量测定用），均购自中国食品药品检定研究院；一清颗粒（市售品）；甲醇（色谱纯）；三氯甲烷、盐酸、石油醚（60～90℃）、甲酸乙酯、甲酸、甲醇、硅胶 G、氨水、磷酸、磷酸二氢钠，均为分析纯。

四、实验步骤

1. 大黄的鉴别

（1）供试品溶液的制备 取本品4g，加甲醇25ml，浸渍2小时并时时振摇，滤过，滤液蒸干，残渣加水10ml使溶解，再加盐酸1ml，加热回流30分钟，立即冷却，用三氯甲烷振摇提取2次，每次10ml，合并三氯甲烷液，浓缩至1ml。

（2）对照溶液的制备 取大黄对照药材0.1g，同法制成对照药材溶液。再取大黄素对照品，加三氯甲烷制成每1ml含0.5mg的溶液，作为对照品溶液。

（3）吸取上述三种溶液各5µl，分别点于同一硅胶 G 薄层板上，以石油醚（60～90℃）－甲酸乙酯－甲酸（15∶5∶1）的上层溶液为展开剂，展开，取出，晾干，置紫外光灯（365nm）下检视。供试品色谱中，在与对照药材色谱和对照品色谱相应的位置上，显相同颜色的荧光斑点；置氨蒸气中熏后，日光下检视，显相同的红色斑点。

2. 含量测定

（1）对照品溶液的制备 取黄芩苷对照品约12.5mg，精密称定，置250ml量瓶中，加甲醇10ml使溶解，加水至刻度，摇匀，即得（每1ml含黄芩苷50µg）。

（2）供试品溶液的制备 取装量差异项下的本品，研细，取约0.75g，精密称定，置100ml量瓶中，加甲醇10ml，超声处理（功率250W，频率50kHz）10分钟，放冷，加水稀释至刻度，摇匀，离心，取上清液，即得。

（3）色谱条件 以十八烷基硅烷键合硅胶为填充剂；以甲醇－0.2mol/L磷酸二氢钠溶液（用磷酸

调节 pH 至 2.7）（42:58）为流动相；检测波长为 275nm。

（4）测定法 分别精密吸取对照品溶液与供试品溶液各 10μl，注入液相色谱仪，测定，即得。

本品每袋含黄芩以黄芩苷（$C_{21}H_{18}O_{11}$）计，不得少于 21mg。

五、注意事项

为了保护色谱柱，供试品离心后的上清液最好用微孔滤膜过滤，再取续滤液进样。

六、实验数据记录与处理

1. 薄层色谱图（请注明展开剂、显色剂和观察条件）

2. 数据记录

表 2-1 实验数据记录表

对照品量（mg）		溶液浓度（μg/ml）	
标示装量（克/袋）		样品量（g）	
对照品保留时间（min）		峰面积	
供试品保留时间（min）		峰面积	

含量计算：

$$C_x = \frac{A_x}{A_R}C_R \ (\mu g/ml)$$

$$=$$

$$=$$

含量（毫克/袋）$= \dfrac{C_x \times V \times D \times 标示装量（克／袋）\times 10^{-3}}{W(g)}$

$$=$$

$$=$$

结论：

【实验提示】

1. 颗粒剂测定装量差异时是以标示装量为基准，所以计算含量时用标示装量而不是平均装量计算每袋中黄芩苷的含量。

2. 薄层色谱鉴别时，应进行预饱和。

3. 【处方】黄连 165g 大黄 500g 黄芩 250g

【制法】以上三味，分别加水煎煮二次，第一次 1.5 小时，第二次 1 小时，合并煎液，滤过，滤液减压浓缩至相对密度约为 1.25（70℃），喷雾干燥成干浸膏粉。将上述三种浸膏粉合并，加入适量蔗糖与糊精，混匀，制成颗粒，干燥，分装成 125 袋，即得。

七、结果与讨论

八、思考题

1. 中药制剂进行薄层鉴别时，为什么常同时使用对照品和对照药材？

2. 可不可以用 HPLC 法鉴别一清颗粒中的黄芩？与薄层色谱相比有什么特点？

（邓　放）

实验二十五　高效液相色谱法测定三黄片中大黄素的含量——方法学考察

一、实验目的

1. 掌握高效液相色谱法在中药制剂定量分析中的应用。
2. 掌握高效液相色谱仪的使用。

二、实验原理

三黄片由大黄、盐酸小檗碱、黄芩浸膏组成，大黄为君药，其主要有效成分为大黄素和大黄酚等蒽醌类成分，药典标准中利用高效液相色谱法测定了该制剂中大黄素的含量。

三、仪器与试药

1. 仪器　高效液相色谱仪、分析天平（精度为十万分之一、万分之一）、超声波清洗器。

2. 试药　大黄素对照品（中国食品药品检定研究院）、三黄片（市售品）。

四、实验步骤

1. 色谱条件及系统适用性试验　以十八烷基硅烷键合硅胶为填充剂（ODS 柱，4.6mm×150mm），甲醇−0.1%磷酸溶液−水（85∶15）为流动相；检测波长为 254nm，理论板数按大黄素峰计算应不低于 2000。

2. 对照品溶液的制备　取大黄素对照品适量，精密称定，加无水乙醇−乙酸乙酯（2∶1）的混合溶液制成每 1ml 含大黄素 10μg，即得。

3. 供试品溶液的制备　取三黄片 20 片，去包衣，精密称定，研细（过三号筛），称取 0.26g，精密称定，置锥形瓶中，精密加入乙醇 25ml，称定重量，加热回流 1 小时，放冷，用乙醇补足减失的重量，摇匀，滤过，精密量取续滤液10ml，置烧瓶中，蒸干，加30%乙醇－盐酸（10:1）溶液15ml，置水浴中加热回流1小时，立即冷却，用三氯甲烷强力振摇提取4次，每次15ml，合并三氯甲烷液，蒸干，残渣用无水乙醇－乙酸乙酯（2:1）的混合液溶解，移置25ml量瓶中，并稀释至刻度，摇匀，滤过，取续滤液，即得。

4. 测定法 分别精密吸取对照品溶液和供试品溶液各10μl，注入液相色谱仪，测定，即得。同时进行 G、T、F 检验。

五、实验数据记录与处理

1. 标准曲线的制备

表 2-2 实验数据记录表

进样量	μl	2	5	10	15	20
	μg					
峰面积						

2. 重复性试验

表 2-3 实验数据记录表

编号	1	2	3	4	5	6	平均值	RSD
峰面积								
含量（毫克/片）								

3. 精密度试验

表 2-4 实验数据记录表

编号	1	2	3	4	5	6	平均值	RSD
峰面积								

4. 稳定性试验

表 2-5 实验数据记录表

时间（h）	0	1	2	4	6	8	平均值	RSD
峰面积								

5. 加样回收率测定

表 2-6 实验数据记录表

编号	取样量（g）	样品中含量（mg）	加对照品量（mg）	测得峰面积	测得量（mg）	回收量（mg）	回收率（%）	平均值（%）	RSD（%）
1									
2									
3									
4									
5									
6									

6. 样品测定结果

表 2 – 7　实验数据记录表

一组编号	1	2	3	4	5	6	7	8
峰面积								
含量（毫克/片）								

表 2 – 8　实验数据记录表

二组编号	1	2	3	4	5	6	7	8
峰面积								
含量（毫克/片）								

六、结果与讨论

G 检验

T 检验

F 检验

七、思考题

方法学考察包括哪些内容？有何意义？

（杨燕云）

实验二十六　高效液相色谱法测定牛黄解毒片中黄芩苷的含量——正交实验法考察提取条件

一、实验目的

1. 掌握高效液相色谱测定中药制剂中黄芩苷的方法。
2. 掌握高效液相色谱法中柱效、分离度和数据处理的方法。
3. 熟悉高效液相仪的使用方法。

二、实验原理

《中国药典》采用黄芩苷作为牛黄解毒片的含量测定指标，本实验采用甲醇超声提取，高效液相色谱法检测 315nm 处牛黄解毒片中黄芩苷的含量。外标一点法定量。

三、仪器与试药

1. 仪器 高效液相色谱仪、分析天平（精度为万分之一）、超声波清洗器。

2. 试药 黄芩苷对照品、牛黄解毒片（市售品）、乙醇。

四、实验步骤

1. 色谱条件与系统适用性试验 以十八烷基硅烷键合硅胶为填充剂；甲醇-水-磷酸（45∶55∶0.2）为流动相；流速 1.0ml/min，检测波长为 315nm。理论板数按黄芩苷峰计算应不低于 3000。

2. 对照品溶液的制备 取黄芩苷对照品适量，精密称定，加甲醇制成每 1ml 含 30mg 溶液，即得。

3. 供试品溶液的制备 取本品 20 片（包衣片除去包衣），精密称定，研细，取 0.6g，精密称定，置锥形瓶中，按照正交实验表，加适当浓度乙醇适量，超声处理（功率 250W，频率 33kHz）相应时间，放冷，滤过，滤液置 100ml 量瓶中，用少量相应浓度乙醇分次洗涤容器和残渣，洗液滤入同一量瓶中，加相应浓度乙醇至刻度，摇匀；精密量取 2ml，置 10ml 量瓶中，加 70% 乙醇至刻度，摇匀，滤过，即得。

4. 测定法 分别精密吸取对照品溶液 5μl 与供试品溶液 10μl，注入液相色谱仪，测定，即得。

表 2-9 因素水平表

水平 \ 因素	A 醇溶液浓度	B 溶剂量	C 时间
1	50	20	15
2	70	30	30
3	90	40	60

表 2-10 正交实验表

	A	B	C	D
1	1	1	1	1
2	1	2	2	2
3	1	3	3	3
4	2	1	2	3
5	2	2	3	1
6	2	3	1	2
7	3	1	3	2
8	3	2	1	3
9	3	3	2	1

五、实验数据记录与处理

表 2-11 实验数据记录表

编号	对照品	1	2	3	4
峰面积					

编号	5	6	7	8	9
峰面积					

六、实验结果与讨论

$$C_样 = \frac{0.030 \times A_样}{A_对} \quad 含量(\text{mg/片}) = \frac{C_样 \times 500}{W} \times \overline{W}$$

表 2 – 12　正交实验结果

	A	B	C	D	含量（毫克/片）
1	1	1	1	1	
2	1	2	2	2	
3	1	3	3	3	
4	2	1	2	3	
5	2	2	3	1	
6	2	3	1	2	
7	3	1	3	2	
8	3	2	1	3	
9	3	3	2	1	
R_1					
R_2					
R_3					
极差					

表 2 – 13　方差分析表

	偏差平方和	自由度	F 比
A			
B			
C			
误差			

七、思考题

1. 系统适用性实验包括哪些内容？

2. 外标一点法的适用条件是什么？

（杨燕云）

实验二十七　牛黄解毒片的质量标准研究

一、实验目的

1. 掌握牛黄解毒片的鉴别、检查和含量测定方法。

2. 掌握中药含量测定方法学考察的各项指标、具体内容和要求。

3. 熟悉研究制定中药质量标准的原则、程序、主要内容和具体方法。

二、实验原理

本品由人工牛黄、雄黄、石膏、大黄、黄芩、桔梗、冰片和甘草八味药制成，具有清热解毒功效，主要用于火热内盛，咽喉肿痛，牙龈肿痛，口舌生疮，目赤肿痛等症。本实验利用显微鉴别法鉴别牛黄解毒片中的大黄和雄黄；微量升华法鉴别牛黄解毒片中的冰片；利用黄酮类成分的盐酸－镁粉反应和蒽醌类成分的碱液显色反应，分别以化学反应法鉴别牛黄解毒片中的黄芩和大黄；并分别以大黄素、大黄酚、黄芩苷、胆酸作为对照品，薄层色谱法鉴别牛黄解毒片中的大黄、黄芩和人工牛黄。采用砷盐检查法检查牛黄解毒片中三氧化二砷的限量。

黄芩是牛黄解毒片中的主要药味，黄芩苷在 274nm 波长处有最大吸收，本实验以黄芩苷为代表，采用反相高效液相色谱法建立并测定牛黄解毒片中黄芩苷的含量。根据实验结果，综合评价和判断牛黄解毒片质量的真伪、优劣。

三、仪器与试药

1. 仪器 高效液相色谱仪（配紫外检测器、柱温箱、自动进样器或六通阀手动进样）、C_{18} 色谱柱、分析天平（精度为万分之一）、全/半自动点样仪（也可手工点样）、超声波清洗器、水浴锅、紫外分析仪、pH 计、烘箱、显微镜、微量升华装置、砷盐检查装置、硅胶 H 薄层板、硅胶 G 薄层板、喷瓶、研钵、载玻片、盖玻片、玻璃漏斗、试管、试管夹、量瓶、量筒、移液管/吸量管、锥形瓶、进样针（有自动进样器的不需要）。

2. 试药 水合氯醛、甘油、香草醛、硫酸、三氯甲烷、乙醇、镁粉、盐酸、氢氧化钠、过氧化氢、甲醇、乙醚、石油醚（30~60℃）、甲酸乙酯、甲酸、TLC 硅胶、羧甲基纤维素钠（CMC－Na）、氨水、乙酸乙酯、醋酸钠、丁酮、三氯化铁、亚硫酸氢钠；大黄对照药材、人工牛黄对照药材、大黄素对照品、大黄酚对照品、黄芩苷对照品（中国食品药品检定研究院）；牛黄解毒片（市售品）。

3. 其他 定性滤纸、定量滤纸。

四、实验步骤

【性状】本品为素片、糖衣片或薄膜衣片，素片或包衣片除去包衣后显棕黄色；有冰片香气，味微苦、辛。

【鉴别】（1）取本品片芯，研成粉末，取少许，置载玻片上，滴加适量水合氯醛试液，透化后加稀甘油 1 滴，盖上盖玻片，用吸水纸吸干周围透出液，置显微镜下观察：草酸钙簇晶大，直径 60~140μm；不规则碎块金黄色或橙黄色，有光泽。

（2）取本品 1 片，除去包衣，研细，进行微量升华，所得的白色升华物，加新配制的 1% 香草醛硫酸溶液 1~2 滴，液滴边缘渐显玫瑰红色。

（3）取本品 2 片，去包衣，研细，加三氯甲烷 10ml 研磨，滤过，滤液蒸干，残渣加乙醇 0.5ml 使溶解，作为供试品溶液。另取胆酸对照品，加乙醇制成每 1ml 含 1mg 的溶液，作为对照品溶液。照薄层色谱法试验，吸取上述两种溶液各 5μl，分别点样于同一硅胶 G 薄层板上，以正己烷－乙酸乙酯－醋酸－甲醇（20∶25∶2∶3）的上层溶液为展开剂，展开，取出，晾干，喷以 10% 硫酸乙醇溶液，在 105℃烘约 10 分钟，置紫外光灯（365nm）下检视。供试品色谱中，在与对照品色谱相应的位置上，显相同颜色的荧光斑点。

（4）取本品 6 片，除去包衣，研细，加乙醇 10ml，超声 20 分钟（或回流 30 分钟），滤过，收集续滤液。取滤液 5ml，加镁粉少量，加盐酸 0.5ml，加热，即显红色；另取滤液 3ml，加 NaOH 试液，即显红色，再加 30% 过氧化氢溶液，红色不消失，加 HCl 呈酸性时，则红色变为黄色。

（5）取本品 1 片，除去包衣，研细，加甲醇 20ml，超声处理 15 分钟，滤过，取滤液 10ml，蒸干，残渣加水 10ml 使溶解，加盐酸 1ml，加热回流 30 分钟，放冷，用乙醚振摇提取 2 次，每次 20ml，合并乙醚液，蒸干，残渣加三氯甲烷 2ml 使溶解，作为供试品溶液。另取大黄对照药材 0.1g，同法制成对照药材溶液。再取大黄素、大黄酚对照品，加甲醇（或三氯甲烷，溶解性更好）制成每 1ml 含 1mg 的溶液，作为对照品溶液。照薄层色谱法（《中国药典》通则 0502）试验，吸取上述三种溶液各 4μl，分别点于同一以羧甲基纤维素钠为黏合剂的硅胶 H 薄层板上，以石油醚（30～60℃）－甲酸乙酯－甲酸（15:5:1）的上层溶液为展开剂，展开，展距 8～10cm，取出，晾干，置紫外光灯（365nm）下检视，再置氨蒸气中熏蒸后日光下观察。（供试品色谱中，在与对照药材色谱相应的位置上，应显相同的 5 个橙黄色荧光主斑点；在与对照品色谱相应的位置上，应显相同的橙黄色荧光斑点；置氨蒸气中熏后，斑点变为红色。）

（6）取本品 4 片，除去包衣，研细，加乙醚 30ml，超声处理 15 分钟，滤过，弃去乙醚，滤渣挥尽乙醚，加甲醇 30ml，超声处理 15 分钟，滤过，滤液蒸干，残渣加水 20ml，加热使溶解，滴加盐酸调节 pH 至 2～3，加乙酸乙酯 30ml 振摇提取，分取乙酸乙酯液，蒸干，残渣加甲醇 1ml 使溶解，作为供试品溶液。另取黄芩苷对照品，加甲醇制成每 1ml 含 1mg 的溶液，作为对照品溶液。照薄层色谱法（《中国药典》通则 0502）试验，吸取上述两种溶液各 5μl，分别点于同一含 4% 醋酸钠的羧甲基纤维素钠溶液为黏合剂的硅胶 G 薄层板上，以乙酸乙酯－丁酮－甲酸－水（5:3:1:1）为展开剂，展开，取出，晾干，喷以 1% 三氯化铁乙醇溶液。供试品色谱中，在与对照品色谱相应的位置上，显相同颜色的斑点。

（7）取本品 20 片，除去包衣，研细，加石油醚（30～60℃）－乙醚（3:1）的混合溶液 30ml，加 10% 亚硫酸氢钠溶液 1 滴，摇匀，超声处理 5 分钟，滤过，弃去滤液，滤纸及滤渣置 90℃ 水浴上挥去溶剂，加三氯甲烷 30ml，超声处理 15 分钟，滤过，滤液置 90℃ 水浴上蒸至近干，放冷，残渣加三氯甲烷－甲醇（3:2）的混合溶液 1ml 使溶解，离心，取上清液作为供试品溶液。另取人工牛黄对照药材 20mg，加三氯甲烷 20ml，加 10% 亚硫酸氢钠溶液 1 滴，摇匀，自"超声处理 15 分钟"起，同法制成对照药材溶液。照薄层色谱法（《中国药典》通则 0502）试验，吸取上述两种溶液各 2～10μl，分别点于同一硅胶 G 薄层板上，以石油醚（30～60℃）－三氯甲烷－甲酸乙酯－甲酸（20:3:5:1）的上层溶液为展开剂，展开，取出，晾干，置日光及紫外光灯（365nm）下检视。供试品色谱中，在与对照药材色谱相应的位置上，显相同颜色的斑点及荧光斑点；加热后，斑点变为绿色。

【检查】三氧化二砷　取本品适量，除去包衣，研细，精密称取 1.52g，加稀盐酸 20ml，时时搅拌 60 分钟，滤过，残渣用稀盐酸洗涤 2 次，每次 10ml，搅拌 10 分钟，洗液与滤液合并，置 500ml 量瓶中，加水稀释至刻度，摇匀。精密量取 5ml，置 10ml 量瓶中，加水至刻度，摇匀。精密量取 2ml，加盐酸 5ml 与水 21ml，照砷盐检查法检查，所显砷斑颜色不得深于标准砷斑。

其他（重量差异、崩解时限）：应符合片剂项下有关的各项规定（《中国药典》通则 0101）。

【含量测定】反相高效液相色谱法测定牛黄解毒片中黄芩苷的含量

（1）供试品前处理工艺的考察

色谱条件　色谱柱：Zorbax Eclipse XDB－C_{18}（4.6nm×150mm，5μm）（或其他 C_{18} 柱）；流动相：乙腈－0.2% 磷酸水（24:76）；检测波长：315nm；流速：1.0ml/min；柱温：25℃；进样量：10μl。此色谱条件下，黄芩苷峰与相邻峰的分离度 >1.5；理论板数按黄芩苷峰计算应不低于 3000。

对照品溶液的制备　黄芩苷对照品在 60℃ 减压真空干燥 4 小时，取适量，精密称定，加甲醇制成每 1ml 含黄芩苷 1mg 的储备液，再逐级稀释成 30μg/ml 的溶液，即得。

供试品溶液的制备　取牛黄解毒片20片，除去包衣，精密称定（得平均片重），研细，取约0.6g，精密称定，置锥形瓶中，加一定量乙醇超声提取（功率250W，频率33kHz）一定时间，放冷，滤过，滤液置100ml量瓶中，用少量乙醇分次洗涤容器和残渣，洗液滤入同一量瓶中，加乙醇至刻度，摇匀；精密量取2ml，置10ml量瓶中，加乙醇至刻度，摇匀，0.45μm微孔滤膜过滤，即得。

按表2-14以均匀设计法进行实验，考察乙醇含量、溶剂用量及提取时间对黄芩苷提取率的影响，确定供试品的前处理工艺

表 2-14　供试品前处理工艺考察（均匀设计）

实验号	A 溶剂量/ml	B 超声时间/min	C 乙醇含量/%
1	1 (30)	4 (20)	7 (70)
2	2 (35)	8 (40)	5 (50)
3	3 (40)	3 (15)	3 (30)
4	4 (45)	7 (35)	1 (10)
5	5 (50)	2 (10)	8 (80)
6	6 (55)	6 (30)	6 (60)
7	7 (60)	1 (5)	4 (40)
8	8 (65)	5 (25)	2 (20)

（2）流动相的优化

色谱条件　色谱柱：Zorbax Eclipse XDB-C$_{18}$（4.6nm×150 mm，5 μm）（或其他C$_{18}$柱）；检测波长：315nm；流速：1.0 ml/min；柱温：25℃；进样量：10μl。此色谱条件下，黄芩苷与相邻峰的分离度>1.5；理论板数按黄芩苷峰计算应不低于3000。

供试品溶液的制备　取本品20片，除去包衣，精密称定，研细，取约0.6g，精密称定，置锥形瓶中，加70%乙醇30ml，超声处理（功率250W，频率33kHz）20分钟，放冷，滤过，滤液至100ml量瓶中，用少量70%乙醇分次洗涤容器和残渣，洗液滤入同一量瓶中，加70%乙醇至刻度，摇匀；精密量取2ml，置10ml量瓶中，加70%乙醇至刻度，摇匀，0.45μm微孔滤膜过滤，即得。

考察流动相：①甲醇：0.1%磷酸水（50：50）

②乙腈：0.1%磷酸水（24：76）

③乙腈：0.2%磷酸水（24：76）

④乙腈：水（24：76）

取黄芩苷对照品溶液和供试品溶液，分别采用各流动相进样，考察上述各流动相对黄芩苷的分离度、柱效（理论板数）、峰形及容量因子等的影响，确定流动相的组成及配比。

（3）线性关系的考察

色谱条件　色谱柱：Zorbax Eclipse XDB-C$_{18}$（4.6nm×150mm，5 μm）（或其他C$_{18}$柱）；流动相：乙腈-0.2%磷酸水（24：76）；检测波长：315nm；流速：1.0ml/min；柱温：25℃；进样量：10μl。此色谱条件下，黄芩苷峰与相邻峰的分离度>1.5；理论板数按黄芩苷峰计酸应不低于3000。

取1mg/ml黄芩苷储备液，逐级稀释成10、20、50、100、200μg/ml的系列标准溶液。取5个浓度的对照品溶液，在上述色谱条件下分别进样10μl测定，每个浓度平行进3针，以黄芩苷对照品溶液的浓度或进样量（X）对峰面积（Y）进行线性回归，计算回归方程、相关系数和线性范围。

（4）精密度试验　精密吸取50μg/ml黄芩苷对照品溶液10μl，在上述色谱条件下，连续重复进样

6 次，计算黄芩苷的平均峰面积及峰面积的 *RSD*。

（5）稳定性试验　分别精密吸取对照品溶液和供试品溶液各 10μl，在上述色谱条件下，分别于 0，1，2，4，8，16，24，32，48 小时进样测定，记录各成分的峰面积，计算峰面积的 *RSD*。

（6）重复性试验　取同一批牛黄解毒片（批号××××）6 份，每份约 0.6 g，精密称定，按"供试品溶液的制备"项下方法制备供试品溶液，并在确定的最佳色谱条件下进样测定，计算 6 份牛黄解毒片中黄芩苷的平均含量和含量的 *RSD*。

（7）加样回收试验　取已测含量的牛黄解毒片（批号××××）6 份，每份约 0.3g，精密称定，分别精密加入等量的黄芩苷对照品溶液，按"供试品溶液的制备"项下方法处理，在确定的最佳色谱条件下进样测定，计算牛黄解毒片中黄芩苷的平均回收率和回收率的 *RSD*，评价准确度是否符合要求。

（8）样品测定　取至少 3 个批号的牛黄解毒片，每批各 2 份，每份约 0.6g，精密称定，按"供试品溶液的制备"项下方法制备供试品溶液，在确定的最佳色谱条件下进样测定，计算样品中黄芩苷的含量和含量的 RAD。

【含量测定】照高效液相色谱法（《中国药典》通则 0512）测定。

色谱条件与系统适应性试验　以十八烷基硅烷键合硅胶为填充剂，以甲醇 – 水 – 磷酸（45∶55∶0.2）为流动相；检测波长为 315nm。理论塔板数按黄芩苷峰面积计算应不低于 3000。

对照品溶液的制备　取黄芩苷对照品适量，精密称定，加甲醇制成每 1ml 含 30μg 的溶液，即得。

供试品溶液的制备　取本品 20 片，除去包衣，精密称定，研细，取约 0.6g，精密称定，置锥形瓶中，加 70% 乙醇 30ml，超声处理（功率 250W，频率 33kHz）20 分钟，放冷，滤过，滤液置 100ml 量瓶中，用少量 70% 乙醇分次洗涤容器和残渣，洗液滤入同一量瓶中，加 70% 乙醇至刻度，摇匀；精密量取 2ml，置 10ml 量瓶中，加 70% 乙醇至刻度，摇匀，过 0.45μm 微孔滤膜，即得。

测定法　分别精密吸取对照品溶液与供试品溶液各 10μl，注入液相色谱仪，测定，即得。

本品每片含黄芩以黄芩苷（$C_{21}H_{18}O_{11}$）计，小片不得少于 3.0mg，大片不得少于 4.5mg。

五、注意事项

1. 羧甲基纤维素钠（CMC – Na）溶液要事先准备好，配制时要先加水溶解后加热煮沸，冷却后放置 24 小时以上，过滤，取澄清液即得，其浓度在 0.3% ~ 0.7% 均可。

2. 制板时要先用研棒将硅胶基本涂匀，再迅速在水平台面上振摇使涂布均匀。制板速度要快，以防硅胶干结不再有流动性。

3. 一般反相色谱柱适用流动相 pH 范围 2 ~ 8，HPLC 测定牛黄解毒片中黄芩苷含量时（尤其是流动相考察时），需注意流动相的 pH 范围，以免色谱柱失效。

4. 所有方法学考察和样品含量测定都必须落在其线性范围内，否则结果不可信。

六、实验数据记录与处理

【鉴别】

（1）显微鉴别（附图片）

（2）微量升华

（3）化学反应法鉴别人工牛黄

（4）化学反应法鉴别大黄、黄芩

（5）大黄的薄层鉴别（附 TLC 图）

（6）黄芩的薄层鉴别（附 TLC 图）

（7）人工牛黄的薄层鉴别（附 TLC 图）

【检查】
（1）砷盐

（2）重量差异

（3）崩解时限

【含量测定】

（1）供试品前处理工艺考察结果

表 2 - 15　供试品前处理工艺考察结果

实验号	A 溶剂量/ml	B 超声时间/min	C 乙醇含量/%	黄芩苷 提取率/%
1	1（30）	4（20）	7（70）	
2	2（35）	8（40）	5（50）	
3	3（40）	3（15）	3（30）	
4	4（45）	7（35）	1（10）	
5	5（50）	2（10）	8（80）	
6	6（55）	6（30）	6（60）	
7	7（60）	1（5）	4（40）	
8	8（65）	5（25）	2（20）	

（2）流动相优化结果（附色谱图）

（3）线性关系考察结果

表 2 – 16 线性关系考察结果

浓度（μg/ml）	进样量（ng）	峰面积
10		
20		
50		
100		
200		

（4）精密度试验结果

表 2 – 17 精密度试验结果（n = 6）

峰面积	平均峰面积	RSD（%）

（5）稳定性试验结果

表 2 – 18 稳定性试验结果

时间（h）	0	2	4	8	16	24	48
峰面积							
平均峰面积							
RSD（%）							

（6）重复性试验结果

表 2 – 19 重复性试验结果（n = 6）

称样量（g）	峰面积	含量（mg/g）	平均含量（mg/g）	RSD（%）

（7）加样回收试验结果

表 2 - 20 黄芩苷加样回收试验结果（n = 6）

编号	样品取样量（g）	样品中的量（mg）	加入对照品的量（mg）	实测总量（mg）	回收率（%）	平均回收率（%）	RSD（%）
1							
2							
3							
4							
5							
6							

（8）样品含量测定结果

表 2 - 21 含量测定数据记录表

	t_R	A	n	R	T	C（μg·ml）	m（/ng）
S_{11}							
S_{12}							
S_{13}							
S_{21}							
S_{22}							
S_{23}							
X_{11}							
X_{12}							
X_{21}							
X_{22}							
X_{31}							
X_{32}							

表 2 - 22 样品中黄芩苷的含量测定结果（n = 2）

批号	含量（mg/g）	RAD（%）

【实验提示】

1. 盐酸－镁粉反应鉴别牛黄解毒片中黄芩时，要注意取样量、加入镁粉和盐酸的量，以免出现假阳性和假阴性结果。

2. 加样回收试验还可采用高、中、低三个浓度各做3份评价准确度；加样回收试验样品中的量是按重复性试验结果计算的。

3. 根据实验室条件和对照品，也可采用等度或梯度洗脱测定牛黄解毒片中大黄素、大黄酚、大黄酸、芦荟大黄素、大黄素甲醚5个蒽醌类成分的含量。

4. 制板　取硅胶 G 20g 置研钵中，按 1∶3 左右比例加 0.3%～0.7% 羧甲基纤维素钠（CMC－Na）水溶液（事先配制），向同一方向均匀研磨 20 分钟左右，使成均匀无气泡的糊状，迅速倒于 5cm×20cm 玻璃板上，振摇使涂布均匀，置水平台面上阴干后，于 105 ℃活化 1 小时，置干燥器中冷却至室温，保存待用。

八、思考题

1. 哪些中药制剂可以采用显微鉴别？

2. 鉴别（2）、（3）、（4）化学定性的原理各是什么？

3. 加样回收试验时样品取样量是多少？加入对照品的量又是多少？试说明其理由。

4. 牛黄解毒片的质量标准研究还可测定哪些成分的含量？采用什么方法？

5. 建立中药含量测定方法需进行哪些方法学考察？中药制剂与单味中药的含量测定有什么不同，需注意什么问题？

6. 研究制定中药质量标准包括哪些内容，如何选择药味和成分？选择分析方法的依据是什么？

（尹　华　李万里）

实验二十八　葛根芩连丸的质量标准研究

一、实验目的

1. 掌握葛根芩连丸的鉴别、检查和含量测定的方法。

2. 熟悉制定中药质量标准的原则、程序、主要内容和具体方法。

3. 了解葛根芩连丸质量分析的目的和主要内容。

二、实验原理

本品由葛根、黄芩、黄连、炙甘草四味药制成，具有解肌透表，清热解毒，利湿止泻功效，主要用于湿热蕴结所致的泄泻腹痛、便黄而黏、肛门灼热；及风热感冒所致的发热恶风、头痛身痛等症。本实验分别以葛根素、黄芩苷、盐酸小檗碱为对照品，薄层色谱法（TLC）鉴别葛根芩连丸中的葛根、黄芩和黄连。葛根是葛根芩连丸的主要药味，葛根素在 250nm 波长处有最大吸收，本实验以葛根素为指标，采用反相高效液相色谱法建立并测定葛根芩连丸中葛根素的含量。根据实验结果，综合评价和判断葛根芩连丸质量的真伪、优劣。

三、仪器与试药

1. 仪器 高效液相色谱仪（配紫外检测器、柱温箱、自动进样器或六通阀手动进样）、C₁₈ 色谱柱、分析天平（精度为万分之一）、全/半自动点样仪（也可手工点样）、超声波提取仪、水浴锅、紫外分析仪、层析缸、硅胶 G 板、pH 计、烘箱、喷瓶、研钵、玻璃漏斗、容量瓶、量筒、移液管/吸量管、具塞锥形瓶、进样针（有自动进样器的不需要）。

2. 试药 三氯甲烷、无水乙醇、盐酸、甲醇、TLC 硅胶、羧甲基纤维素钠（CMC - Na）、浓氨水、甲苯、异丙醇硅藻土、醋酸乙酸丁酯、乙酸乙酯、醋酸钠、丁酮、三氯化铁，均为分析纯；盐酸小檗碱、葛根素、黄芩苷对照品（中国食品药品检定研究院）；葛根芩连丸；甲醇、乙腈（色谱纯）。

3. 其他 定性滤纸、定量滤纸。

四、实验步骤

【性状】本品为深棕褐色至类黑色的浓缩水丸；气微，味苦。

【鉴别】（1）取本品 0.5g，研细，加乙酸乙酯 20ml，超声处理 30 分钟，滤过，滤液蒸干，残渣加甲醇 2ml 使溶解，滤过，滤液作为供试品溶液。另取葛根素对照品，加无水乙醇制成每 1ml 含 1mg 的溶液，作为对照品溶液。照薄层色谱法（《中国药典》通则 0502）试验，吸取供试品溶液 10μl，对照品溶液 2μl，分别点于同一硅胶 G 薄层板上，以三氯甲烷 - 甲醇 - 水（20:5:0.5）为展开剂，展开，取出，晾干，置氨蒸气中熏 15 分钟，置紫外光灯（365 nm）下检视。供试品色谱中，在与对照品色谱相应的位置上，显相同的蓝色荧光斑点。

（2）取本品 1g，研细，加硅藻土 0.5g，研匀，加甲醇 40ml，加热回流 30 分钟，滤过，滤液蒸干，残渣加水 15ml 使溶解，滤过，加稀盐酸调节 pH 至 3.0 ~ 3.5，用乙酸乙酯振摇提取 2 次、每次 20ml，合并提取液，蒸干，残渣加无水乙醇 1ml 使溶解，作为供试品溶液。另取黄芩苷对照品，加无水乙醇制成每 1ml 含 1mg 的溶液，作为对照品溶液。照薄层色谱法（《中国药典》通则 0502）试验，吸取上述两种溶液各 5 ~ 10μl，分别点于同一硅胶 G 薄层板上，以乙酸丁酯 - 丁酮 - 醋酸 - 水（5:2:1:1）为展开剂，展开，取出，晾干，喷以 1% 三氯化铁乙醇溶液。供试品色谱中，在与对照品色谱相应的位置上，显相同颜色的斑点。

（3）取本品 1g，研细，加甲醇 10ml，超声处理 20 分钟，放冷，滤过，滤液蒸干，残渣加无水乙醇 2ml 使溶解，作为供试品溶液。另取盐酸小檗碱对照品，加甲醇制成每 1ml 含 0.5mg 的溶液。作为对照品溶液。照薄层色谱法（《中国药典》通则 0502）试验。吸取上述两种溶液各 1 ~ 5μl，分别点于同一硅胶 G 薄层板上，以甲苯 - 异丙醇 - 乙酸乙酯 - 甲醇 - 浓氨试掖（12∶3∶6∶3∶1）为展开剂，置氨蒸气预饱和的展开缸内，展开，取出，晾干，置紫外光灯（365nm）下检视。供试品色谱中，在与对照品色谱相应的位置上，显相同的黄色荧光斑点。

【检查】应符合丸剂项下有关的各项规定（《中国药典》通则 0108）。

【含量测定】照高效液相色谱法（《中国药典》通则 0512）测定葛根素的含量。

色谱条件与系统适用性试验　以十八烷基硅烷键合硅胶为填充剂；以甲醇 - 乙腈 - 水（6∶8∶86）为流动相；检测波长为 250nm，理论板数按葛根素峰计算应不低于 3000。

对照品溶液的制备　取葛根素对照品适量，精密称定，加甲醇制成每 1ml 含 60μg 的溶液，即得。

供试品溶液的制备　取装量差异项下的本品，研细，取约 0.3g，精密称定，置具塞锥形瓶中，精密加入甲醇 50ml，密塞，称定重量，加热回流 1 小时，放冷，再称定重量，用甲醇补足减失的重量，摇匀，滤过，取续滤液，即得。

测定法　分别精密吸取对照品溶液与供试品溶液各 5μl，注入液相色谱仪，测定，即得。

本品每 1g 含葛根以葛根素计，不得少于 4.5mg。

五、注意事项

1. 葛根、黄芩 TLC 鉴别时，需注意控制供试品制备时溶液的 pH 范围。

2. 黄连鉴别时采用硅胶 G 板，为防止生物碱斑点的拖尾，除展开剂中加入氨水呈碱性，还需在双槽展开缸的另一侧倒入浓氨水，使展开缸内氨蒸气预饱和，生物碱在碱性环境下展开不易拖尾。

3. 一般反相色谱柱流动相适用 pH 范围为 2 ~ 8，HPLC 测定葛根芩连丸中葛根素含量时，需注意流动相的 pH 范围，以免色谱柱失效。

六、实验数据记录与处理

【鉴别】

（1）葛根的薄层鉴别（附 TLC 图）

（2）黄芩的薄层鉴别（附 TLC 图）

（3）黄连的薄层鉴别（附 TLC 图）

【检查】

（1）水分

（2）重量差异/装量差异

（3）溶散时限

【含量测定】

表 2 – 23　含量测定数据记录表

	t_R	A	n	R	T	$C(\mu g \cdot ml)$	$m(ng)$
S_{11}							
S_{12}							
S_{21}							
S_{22}							
X_{11}							
X_{12}							
X_{21}							
X_{22}							
X_{31}							
X_{32}							

表 2 – 24　样品中葛根素的含量测定结果（$n = 2$）

批号	含量（mg/g）	RSD（%）

【实验提示】

1. 薄层鉴别葛根芩连丸中各药味时，要注意取样量（相当于等量药材的量），以免出现假阳性和假阴性结果。

2. 葛根素若进样 10μl、20μl，色谱峰峰形不好（前延峰），故实验中改为进样 5μl。

3. 可设计并尝试同时 TLC 鉴别葛根芩连丸中葛根、黄芩、甘草（黄酮类、有机酸均为酸性成分，可考虑在一个展开剂体系中同时展开，以对照品对照鉴别）。

4. 根据实验室条件和对照品情况，可采用梯度洗脱同时测定葛根芩连丸中葛根素、黄芩苷、盐酸小檗碱和甘草酸的含量，实现对制剂中所有药味的质量评价。

七、结果与讨论

八、思考题

1. TLC 鉴别（1）、（2）、（3）鉴别的各是什么？

2. 葛根芩连片与葛根芩连丸的质量标准有哪些不同，为什么？

3. 建立中药含量测定方法需进行哪些方法学考察？中药制剂与单味中药的含量测定有什么不同，需注意什么问题？

4. 葛根芩连丸的质量标准研究还可测定哪些成分的含量？采用什么方法？

5. 研究和制定中药质量标准包括哪些内容，如何选择药味和成分？选择分析方法的依据是什么？

（李万里 尹 华）

实验二十九 山楂的鉴别、检查和含量测定

一、实验目的

1. 掌握山楂鉴别、检查和含量测定的方法。
2. 熟悉滴定法测定中药含量的注意事项和操作方法。
3. 了解山楂质量分析的目的和主要内容。

二、实验原理

本品为蔷薇科植物山里红或山楂的干燥成熟果实，具有消食健胃，行气散瘀等功效，主要含有有机酸类成分。在山楂的质量标准中，以熊果酸为对照品作为薄层鉴别的依据；以枸橼酸为代表，采用酸碱滴定法测定总有机酸含量。

三、仪器与试药

1. 仪器 分析天平（精度为万分之一）、紫外分析仪、烘箱、水浴锅、超声清洗器、层析缸。

2. 试药 乙酸乙酯、甲苯、甲酸、乙醇，均为分析纯；熊果酸对照品（中国食品药品检定研究院）；山楂饮片（市售品）。

3. 试液 30%硫酸乙醇溶液、氢氧化钠滴定液（0.1mol/L）。

四、实验步骤

【鉴别】取本品粉末1g，加乙酸乙酯4ml，超声处理15分钟，滤过，取滤液作为供试品溶液。另取熊果酸对照品，加甲醇制成每1ml含1mg的溶液，作为对照品溶液。照薄层色谱法（《中国药典》通则0502）试验，吸取上述两种溶液各4μl，分别点于同一硅胶G薄层板上，以甲苯-乙酸乙酯-甲酸（20∶4∶0.5）为展开剂，展开，取出，晾干，喷以硫酸乙醇溶液（3→10），在80℃加热至斑点显色清晰。供试品色谱中，在与对照品色谱相应的位置上，显相同的紫红色斑点；置紫外光灯（365nm）下检视，显相同的橙黄色荧光斑点。

【检查】水分 不得过12.0%（《中国药典》通则0832第二法）。

取供试品2~5g，平铺于干燥至恒重的扁形称量瓶中，厚度不超过5mm，疏松供试品不超过10mm，精密称定，开启瓶盖在100~105℃干燥5小时，将瓶盖盖好，移置干燥器中，放冷30分钟，精密称定，再在上述温度干燥1小时，放冷，称重，至连续两次称重的差异不超过5mg为止。根据减失的重量，计算供试品中含水量（%）。

照醇溶性浸出物浸定法（《中国药典》通则2201）项下的热浸法浸定。

【浸出物】取供试品2~4g，精密称定，置100~250ml锥形瓶中，精密加乙醇50~100ml，密塞，称定重量，静置1小时后，连接回流冷凝管，加热至沸腾，并保持微沸1小时。放冷后，取下锥形瓶，密塞，再称定重量，用乙醇补足减失的重量，摇匀，用干燥滤器滤过，精密量取滤液25ml，置已干燥至恒重的蒸发皿中，在水浴上蒸干后，于105℃干燥3小时，置干燥器中冷却30分钟，迅速精密称定重量。除另有规定外，以干燥品计算供试品中醇溶性浸出物含量，不得少于21.0%。

【含量测定】酸碱滴定法测定本品中总有机酸的含量。

取本品细粉约1g，精密测定，精密加水100ml，室温下浸泡4小时，时时振摇，滤过。精密量取续滤液25ml，加水50ml，加酚酞指示剂2滴，用氢氧化钠滴定液（0.1mol/L）滴定，即得。每1ml氢氧化钠滴定液（0.1mol/L）相当于6.404mg枸橼酸。

本品按干燥品计算，含有机酸以枸橼酸（$C_6H_8O_7$）计，不得少于5.0%。

五、注意事项

1. 重点掌握滴定法的规范操作。
2. 掌握滴定度的应用。

六、实验数据记录与处理

【鉴别】（贴 TLC 照片）

【检查】水分

【浸出物】

【含量测定】

表 2 - 25 实验数据记录表

	1	2	3
W_{KHP}（g）			
标定起点读数（ml）			
标定终点读数（ml）			
V_{NaOH}（ml）			
C_{NaOH}（mol/L）			
平均 C_{NaOH}（mol/L）			
$W_{山楂}$（g）			
滴定起点读数（ml）			
滴定终点读数（ml）			
V_{NaOH}（ml）			
总有机酸含量（%）			
总有机酸平均含量（%）			
RSD（%）			

$M_{KHP} = 204.22 \text{g/mol}$

计算公式：

【实验提示】

注意滴定终点的颜色判断，可与原提取液对照比较。

七、结果与讨论

八、思考题

1. 在【含量测定】项中，如果以熊果酸计算所得结果是否与以枸橼酸计算相等？请简述理由。

2. 在浸出物检查项中，为何需要微沸 1 小时后用乙醇补足重量？是否在所有的提取实验结束后都需要用溶剂进行补足？请简述理由。

表 2-26 检验报告书

报告书编号：　　　　　检品编号：

检品名称			
批号		规格	
生产单位		包装	
检验目的		检品数量	
检验项目	鉴别、检查和含量测定	送检日期	
检验依据	《中国药典》一部	报告日期	
检验项目	标准规定	检验结果	检验结论
【鉴别】	应检出熊果酸		
【检查】	水分≤12.0% 醇溶性浸出物含量≥21.0%		
【含量测定】	本品含有机酸以枸橼酸($C_6H_8O_7$)计，不得少于5.0%		

结论：本品按照《中国药典》"山楂"饮片质量标准检验，

检验人		复核人	

（包贝华　张　丽　徐　丹）

实验三十　珍视明滴眼液的鉴别、检查和含量测定

一、实验目的

1. 掌握珍视明滴眼液鉴别、检查和含量测定的方法。
2. 熟悉气相色谱仪的使用方法和注意事项。
3. 了解珍视明滴眼液质量分析的目的和主要内容。

二、实验原理

本品由珍珠层粉、天然冰片、硼砂和硼酸四味药组成。本实验利用硼砂在碱性条件下与硫酸铜反应形成紫红色的配合物，从而鉴别珍视明滴眼液中的硼砂。天然冰片中的主要成分为右旋龙脑，以右旋龙脑化学对照品为对照，通过薄层层析鉴别制剂中的冰片，同时，通过气相色谱法测定样品中右旋龙脑的含量，根据测定结果，判断珍视明滴眼液质量的优劣。

三、仪器与试药

1. **仪器**　气相色谱仪、pH 计、紫外分析仪、烘箱、水浴箱、层析缸。
2. **试药**　乙醚、石油醚（30~60℃）、乙酸乙酯、浓盐酸、水杨酸甲酯、锌粒均为分析纯；右旋龙脑对照品（中国食品药品检定研究院）、珍视明滴眼液（市售品）。
3. **试液**　醋酸盐缓冲液、浓盐酸、标准砷溶液、10% 的氢氧化钠溶液、1% 香草醛的 10% 硫酸乙醇溶液、碘化钾试液、酸性氯化亚锡试液。

四、实验步骤

【鉴别】（1）取本品 1ml，加 10% 的氢氧化钠溶液 2 滴，摇匀，滴加 0.5% 硫酸铜溶液，摇匀，溶液显紫红色。

（2）取本品 15ml，用乙醚振摇提取 2 次，每次 10ml，合并乙醚液，挥散至约 2ml，作为供试品溶液。另取右旋龙脑对照品 2mg，加乙醚制成每 1ml 含 1mg 的溶液，作为对照品溶液。照薄层色谱法（《中国药典》通则 0502）吸取上述两种溶液各 2μl，分别点于同一硅胶 G 薄层板上，以石油醚（30~60℃）– 乙酸乙酯（9∶1）为展开剂，展开，取出，晾干，喷以 1% 香草醛的 10% 硫酸乙醇溶液，在 105℃ 加热至斑点显色清晰。供试品色谱中，在与对照品色谱相应的位置上，显相同颜色的斑点。

【检查】（1）pH（《中国药典》通则 0631）应为 7.0~7.8。

（2）重金属检查（《中国药典》通则 0821，第一法）

取 25ml 纳氏比色管三支，甲管中加标准铅溶液一定量与醋酸盐缓冲液（pH 3.5）2ml 后，加水或各品种项下规定的溶剂稀释成 25ml，乙管中加入按各品种项下规定的方法制成的供试品溶液 2ml，丙管中加入与乙管相同量的供试品，加配制供试品溶液的溶剂适量使溶解，再加与甲管相同量的标准铅溶液与醋酸盐缓冲液（pH3.5）2ml 后，用溶剂稀释成 25ml；若供试品溶液带颜色，可在甲管中滴加少量的稀焦糖溶液或其他无干扰的有色溶液，使之与乙管、丙管一致，再在甲、乙、丙三管中分别加硫代乙酰胺试液各 2ml，摇匀，放置 2 分钟，同置白纸上，自上向下透视，当丙管中显出的颜色不浅于甲管时，乙管中显示的颜色与甲管比较，不得更深。

（3）砷盐检查（古蔡代法）（《中国药典》通则0822，第一法）

标准砷斑的制备 精密量取标准砷溶液（1μg/ml）2ml，置100ml标准磨口锥形瓶中，加浓盐酸5ml与水21ml，再加碘化钾试液5ml与酸性氯化亚锡试液5滴。在室温放置10分钟后，加锌粒2g，立即将导气管密塞于锥形瓶上（导气管上已置有醋酸铅棉花及溴化汞试纸），并将锥形瓶置25～40℃的水浴中，反应45分钟，取出溴化汞试纸，即得。

样品砷斑的制备 取本品1ml置100ml标准磨口锥形瓶中，加水22ml稀释后，加浓盐酸5ml，照标准砷斑的制备，自"再加碘化钾试液5ml"起依法操作，将生成的砷斑与标准砷斑比较，不得更深。

【含量测定】气相色谱法（《中国药典》通则0521）测定本品中右旋龙脑的含量

色谱条件与系统适用性试验 以聚乙二醇（PEG-20M）为固定相，涂布浓度为10%；程序升温：初始温度为140℃，保持12分钟；以每分钟10℃的速率升至170℃，保持10分钟。理论板数按右旋龙脑峰计算应不低于1900。

校正因子测定 取水杨酸甲酯适量，精密称定，加乙酸乙酯制成每1ml约含1mg的溶液，作为内标溶液。另取右旋龙脑对照品约12.5mg，精密称定，置25ml量瓶中，加内标溶液溶解并稀释至刻度，摇匀，吸取2μl，注入气相色谱仪，计算校正因子。

测定法 精密量取本品5ml，置具塞试管中，精密加入内标溶液5ml，振摇提取，静置使分层，分取上清液，吸取2μl，注入气相色谱仪，测定，即得。

本品每1ml含天然冰片以右旋龙脑（$C_{10}H_{18}O$）计，不得少于0.28mg。

五、注意事项

1. 掌握气相色谱仪的使用方法。

2. pH测定时应注意缓冲溶液的选择和pH计的校正。

3. 重金属检查中，应注意：

（1）根据杂质限量计算公式，计算出标准铅溶液的取用量。

（2）加醋酸盐缓冲液前，注意比较样品管与标准管的溶液颜色，若样品管带色，应在标准管中滴加少量稀焦糖液，使两管的颜色一致，然后依法操作。

（3）标准铅溶液应在临用前精密量取新鲜配制标准铅贮备液，以防止铅的水解而造成误差。

4. 砷盐检查中，应注意以下几项。

（1）取用的标准管与样品管应力求一致，管的长短、内径一定要相同，以免生成的色斑大小不同，影响比色。

（2）预先安装好试砷管，醋酸铅棉花用于吸收硫化氢（锌粒及供试品中可能含有少量硫化物，在酸性溶液中即产生硫化氢），从而免除了与溴化汞作用生成硫化汞色斑的干扰。

（3）锌粒的大小以通过20目筛为宜，过细则作用太快，过粗则作用太慢。

（4）加锌粒后，应立即将试砷管插上，塞紧，以免砷化氢气体逸出。如果试砷管口试纸未装就加锌粒加塞，易发生砷化氢逸失，应重做。

六、实验数据记录与处理

【鉴别】

（1）

（2）

【检查】

（1）pH

（2）重金属检查

（3）砷盐检查

【含量测定】

表 2-27 实验数据记录表

	1	2	3
$C_{龙脑对照}$（mg/ml）			
$A_{龙脑对照}$			
$A_{水杨酸甲酯对照}$			
$A_{龙脑供试}$			
$A_{水杨酸甲酯供试}$			
$C_{龙脑供试}$（mg/ml）			
龙脑含量（mg/ml）			
平均龙脑含量（mg/ml）			
RSD（%）			

计算公式：

七、结果与讨论

八、思考题

1. 影响气相色谱法定量准确性的主要因素有哪些？

2. 重金属检查时，若样品管和对照管中溶液颜色不一致，为什么要调色？

3. pH 测定和砷盐检查中还应注意哪些问题？

表 2 - 28　检验报告书

报告书编号：　　　　　　检品编号：

检品名称			
批号		规格	
生产单位		包装	
检验目的		检品数量	
检验项目	鉴别、检查和含量测定	送检日期	
检验依据	中国药典一部	报告日期	
检验项目	标准规定	检验结果	检验结论
【鉴别】	（1）应显紫红色 （2）应检出右旋龙脑		
【检查】	（1）pH 应为 7.0 ~ 7.8 （2）重金属不得过百万分之五 （3）砷盐不得过百万分之二		
【含量测定】	本品含天然冰片以右旋龙脑（$C_{10}H_{18}O$）计，不得少于 0.28mg/ml		

结论：本品按照《中国药典》"珍视明滴眼液"质量标准检验，

检验人		复核人	

（包贝华　张　丽　徐　丹）

实验三十一　荆感胶囊的鉴别、检查和含量测定

一、实验目的

1. 掌握荆感胶囊鉴别、检查和含量测定的方法。

2. 熟悉高效液相色谱仪的使用方法和注意事项。

3. 了解荆感胶囊质量分析的目的和主要内容。

二、实验原理

本品为荆芥穗挥发油与适量的 β – 环糊精加水经过包合、喷雾干燥、灌装制得的硬胶囊剂，具有散寒解表的功效，用于风寒感冒。每粒装 0.25g。荆芥穗挥发油主要含有胡薄荷酮成分，故以胡薄荷酮、荆芥油对照品为对照，通过薄层层析鉴别制剂中的荆芥挥发油，采用高效液相色谱法测定制剂中胡薄荷酮含量。

三、仪器与试药

1. 仪器 高效液相色谱仪、溶出度仪、紫外分析仪、分析天平（精度分别为十万分之一、万分之一）、烘箱、超声清洗器、层析缸、硅胶 G 薄层板。

2. 试药 甲醇、石油醚（30~60℃），乙酸乙酯、十二烷基硫酸钠，五氧化二磷、萘，均为分析纯；胡薄荷酮对照品（中国食品药品检定研究院）、荆感胶囊（市售品）。

3. 试液 1% 香草醛的硫酸溶液。

四、实验步骤

【鉴别】取本品内容物 0.5g，置 25ml 具塞锥形瓶中，加甲醇 10ml，超声处理 20 分钟，滤过，取续滤液作为供试品溶液。另取胡薄荷酮、荆芥油对照品，加石油醚（60~90℃）制成每 1ml 含胡薄荷酮 4mg、荆芥油 5mg 的溶液，作为对照品溶液。照薄层色谱法（《中国药典》通则 0502），吸取上述三种溶液各 10μl，分别点于同一以羧甲基纤维素钠为黏合剂的硅胶 G 薄层板上，以石油醚（60~90℃）－乙酸乙酯（37:3）为展开剂，展开，展距 8cm，取出，晾干，喷以 1% 香草醛硫酸溶液，在 90℃ 加热 5 分钟。供试品色谱中，在与胡薄荷酮对照品和荆芥油对照品色谱相应的位置上，显相同颜色的斑点。

【检查】含量均匀度 照《中国药典》通则 0941，精密称取萘适量，加甲醇制成每 1ml 含 3.0mg 的溶液，作为内标溶液。取本品 1 粒，内容物置 25ml 具塞锥形瓶中，加入 10ml 甲醇，囊壳用少量甲醇洗涤，洗涤液合并入 25ml 具塞锥形瓶中，超声处理（功率 250W，频率 50kHz）20 分钟，抽滤；滤渣和滤纸再加 10ml 甲醇，超声处理（功率 250W，频率 50kHz）20 分钟，抽滤，用适量甲醇洗涤 2 次，合并两次滤液、洗涤液至 50ml 量瓶，加甲醇至刻度，摇匀。精密量取该溶液和内标溶液（萘）各 1ml，置 10ml 量瓶中，加甲醇至刻度，摇匀，微孔滤膜（0.45μm）滤过，取续滤液作为供试品溶液。照含量测定胡薄荷酮项下方法测定含量，按内标法以平均含量计算，应符合规定。

溶出度 照《中国药典》通则 0931，取本品，照溶出度测定法，以 0.3% 十二烷基硫酸钠的水溶液 900ml 为溶出介质，转速为每分钟 100 转，依法操作，经 45 分钟时，取溶液适量，高速离心（每分钟 15000 转，3 分钟），倾取上清液作为供试品溶液。另精密称取胡薄荷酮对照品适量加甲醇制成每 1ml 约含 0.02mg 的溶液，作为对照品溶液。分别精密吸取上述对照品溶液与供试品溶液各 10μl，照含量测定胡薄荷酮项下测定方法，依法测定。计算每粒中胡薄荷酮的溶出量。限度为胡薄荷酮平均实际含量的 70%，应符合规定。

水分 照《中国药典》通则 0832，第三法，取直径 12cm 左右的培养皿，加入五氧化二磷干燥剂适量，使铺成 0.5~1cm 的厚度，放入直径 30cm 的减压干燥器中。取供试品 3g，混合均匀，分取约 1g，置已在供试品同样条件下干燥并称重的称量瓶中，精密称定，打开瓶盖，放入上述减压干燥器中，抽气减压至 2.67kPa（20mmHg）以下，并持续抽气半小时，室温放置 24 小时。在减压干燥器出口连接无水氯化钙干燥管，打开活塞，待内外压一致，关闭活塞，打开干燥器，盖上瓶盖，取出称量瓶迅速精密称定重量，计算供试品中的含水量（%）。

【含量测定】照高效液相色谱法照（《中国药典》通则0512）测定。

色谱条件与系统适用性试验　用十八烷基硅烷键合硅胶为填充剂；甲醇－水（80∶20）为流动相；检测波长为252nm。理论板数按胡薄荷酮峰计算应不低于3000。

内标溶液的制备　精密称取萘适量，加甲醇制成每1ml含3.0mg的溶液，即得。

对照品溶液的制备　精密称取胡薄荷酮对照品适量，加甲醇制成每1ml含1mg的溶液。精密量取该溶液和内标溶液各1ml，置10ml量瓶中，加甲醇至刻度，摇匀，即得（每1ml含胡薄荷酮0.1mg、含萘0.3mg）。

供试品溶液的制备　取本品装量差异项下的内容物，混匀，取约1.0g，精密称定，置25ml具塞锥形瓶中，加入10ml甲醇，超声处理（功率250W，频率50kHz）20分钟，抽滤；滤渣和滤纸再加10ml甲醇，超声处理（功率250W，频率50kHz）20分钟，抽滤，用适量甲醇洗涤2次。合并滤液和洗液至25ml量瓶，加甲醇至刻度，摇匀，精密量取该溶液和内标溶液各1ml，置10ml量瓶中，加甲醇至刻度，摇匀，微孔滤膜（0.45μm）滤过，即得。

测定法　分别精密吸取对照品溶液与供试品溶液各10μl，注入液相色谱仪，按内标法以峰面积计算，即得。

本品每粒含胡薄荷酮（$C_{10}H_{16}O$），不得少于10.0mg。

五、注意事项

1. 重点掌握高效液相色谱仪的使用方法。
2. 掌握含量均匀度和溶出度的操作、计算方法和测定意义。

六、实验数据记录与处理

【鉴别】

【检查】

（1）含量均匀度

（2）溶出度

（3）水分

【含量测定】

表 2 – 29　实验数据记录表

	1	2	3
$C_{胡薄荷酮对照}$（mg/ml）			
$A_{胡薄荷酮对照}$			
$A_{萘对照}$			
$A_{胡薄荷酮供试}$			
$A_{萘供试}$			
$C_{胡薄荷酮供试}$（mg/ml）			
胡薄荷酮含量（毫克/粒）			
平均胡薄荷酮含量（毫克/粒）			
RSD（%）			

计算公式：

七、结果与讨论

八、思考题

1. 胡薄荷酮为挥发性成分，为何在本次试验多个项目中均采用 HPLC 法进行测定，而非 GC 法，此法有何优点？

2. 常见的水分测定有几种方法？分别适用于什么对象？

表 2 – 30　检验报告书

报告书编号：　　　　　　检品编号：

检品名称			
批号		规格	
生产单位		包装	
检验目的		检品数量	
检验项目	鉴别、检查、含量测定	送检日期	
检验依据	荆感胶囊质量标准	报告日期	
检验项目	标准规定	检验结果	检验结论

续表

【鉴别】	应检出胡薄荷酮和荆芥油		
【检查】	含量均匀度 A + 2.2S≤L 溶出度　不低于平均实际含量的70% 水分　不得过9.0%		
【含量测定】	每粒含胡薄荷酮（$C_{10}H_{16}O$），不得少于10.0mg		

结论：本品按照荆感胶囊质量标准检验，

检验人		复核人	

（包贝华　张　丽）

实验三十二　药用菊花的薄层鉴别（设计性实验）

一、实验目的

1. 掌握药用菊花的鉴别依据和方法。
2. 熟悉聚酰胺薄膜的 TLC 分离原理、使用方法。
3. 比较菊花和金银花的成分特征，设计薄层色谱法鉴别二者的试验方案，列出所需仪器及试剂。

二、实验原理

菊花为菊科植物菊（*Chrysanthemum morifolium* Ramat.）的干燥头状花序。绿原酸为其有效成分；薄层色谱法通过药材不同组分在两相中分配比的差异，在与对照品和对照药材斑点检视比对的基础上，进行药用菊花鉴别。

三、仪器与试药

自列仪器和试药清单，写出试液配制方法。

1. 仪器

2. 试药

四、实验步骤

《中国药典》一部收载的药用菊花有毫菊、滁菊、贡菊、杭菊、怀菊 5 种，为发散风热药；主要活性成分是绿原酸。本实验采用薄层色谱法鉴别药用菊花，并与金银花的色谱斑点特征进行区分比较。

操作内容：包括供试品溶液的制备和聚酰胺薄层色谱展开与斑点检识。

自拟实验方案和操作流程。

拟订的实验方案：

拟定的操作流程：

五、注意事项

点样量不宜过大，否则易造成斑点拖尾。

六、实验数据记录与处理

表 2-31　实验数据记录表

	绿原酸对照品	菊花对照药材中的绿原酸	金银花中的绿原酸	供试品中的绿原酸
原点至斑点中心的距离（cm）				
原点至溶剂前沿的距离（cm）				
比移值/R_f				
绿原酸斑点颜色				

（贴 TLC 照片）

七、结果与讨论

八、思考题

1. 本实验可选用聚酰胺或硅胶作为固定相，两种固定相的分离对象有何不同？

2. 此薄层色谱实验是否可区分出现行版《中国药典》收载的 5 种药用菊花？

3. 金银花中也含有绿原酸，所设计的薄层色谱鉴别实验是否可区分金银花和菊花药材？

4. 在《中国药典》一部中，哪些中药材检测绿原酸？定性定量分析各采用何种方法进行？

（张　玲）

附　录

常用试液及其配制

乙醇制氢氧化钾试液　可取用乙醇制氢氧化钾滴定液（0.5mol/L）。

乙醇制硫酸试液　取硫酸 57ml，加乙醇稀释至 1000ml，即得。本液含 H_2SO_4 应为 9.5%～10.5%。

乙醇制溴化汞试液　取溴化汞 2.5g，加乙醇 50ml，微热使溶解，即得。本液应置玻璃塞瓶内，在暗处保存。

二乙基二硫代氨基甲酸银试液　取二乙基二硫代氨基甲酸银 0.25g，加三氯甲烷适量与三乙胺 1.8ml，加三氯甲烷至 100ml，搅拌使溶解，放置过夜，用脱脂棉滤过，即得。本液应置棕色玻璃瓶内，密塞，置阴凉处保存。

三氯化铁试液　取三氯化铁 9g，加水使溶解成 100ml，即得。

三氯化铝试液　取三氯化铝 1g，加乙醇使溶解成 100ml，即得。

四苯硼钠试液　取四苯硼钠 0.1g，加水使溶解成 100ml，即得。

亚铁氰化钾试液　取亚铁氰化钾 1g，加水 10ml 使溶解，即得。本液应临用新制。

亚硝基铁氰化钠试液　取亚硝基铁氰化钠 1g，加水使溶解成 20ml，即得。本液应临用新制。

亚硝酸钠乙醇试液　取亚硝酸钠 5g，加 60% 的乙醇使溶解成 1000ml，即得。

草酸铵试液　取草酸铵 3.5g，加水使溶解成 100ml，即得。

茴香醛试液　取茴香醛 0.5ml，加醋酸 50ml 使溶解，加硫酸 1ml，摇匀，即得。本液应临用新制。

钨酸钠试液　取钨酸钠 25g，加水 72ml 溶解后，加磷酸 2ml，摇匀，即得。

品红亚硫酸试液　取碱式品红 0.2g，加热水 100ml 溶解后，放冷加亚硫酸钠溶液（1→10）20ml、盐酸 2ml，用水稀释至 200ml，加活性炭 0.1g，搅拌并迅速滤过，放置 1 小时以上，即得。本液应临用新制。

香草醛试液　取香草醛 0.1g，加盐酸 10ml 使溶解，即得。

香草醛硫酸试液　取香草醛 0.2g，加硫酸 10ml 使溶解，即得。

氢氧化钙试液　取氢氧化钙 3g，置玻璃瓶内，加水 1000ml，密塞，时时猛力振摇，放置 1 小时，即得。用时倾取上层清液。

氢氧化钠试液　取氢氧化钠 4.3g，加水溶解成 100ml，即得。

氢氧化钡试液　取氢氧化钡，加新沸过的冷水使成饱和溶液，即得。本液应临用新制。

氢氧化钾试液　取氢氧化钾 6.5g，加水使溶解成 100ml，即得。

重铬酸钾试液　取重铬酸钾 7.5g，加水使溶解成 100ml，即得。

钼酸铵硫酸试液　取钼酸铵 2.5g，加硫酸 15ml，加水使溶解成 100ml，即得。本液配制后两周内使用。

铁氰化钾试液　取铁氰化钾 1g，加水 10ml 使溶解，即得。本液应临用新制。

氨试液 取浓氨溶液 400ml，加水使成 1000ml，即得。

浓氨试液 取用"浓氨溶液"。

高锰酸钾试液 可取用高锰酸钾滴定液（0.02mol/L）。

高氯酸试液 取 70% 高氯酸 13ml，加水 500ml，用 70% 高氯酸精确调至 pH0.5，即得。

高氯酸铁试液 取 70% 高氯酸 10ml，缓缓分次加入铁粉 0.8g，微热使溶解，放冷，加无水乙醇稀释至 100ml，即得。用时取上液 20ml，加 70% 高氯酸 6ml，用无水乙醇稀释至 500ml。

硅钨酸试液 取硅钨酸 10g，加水使溶解成 100ml，即得。

硝酸银试液 可取用硝酸银滴定液（0.1mol/L）。

硫化氢试液 本液为硫化氢的饱和水溶液。本液置棕色瓶内，在暗处保存。本液如无明显的硫化氢臭，或与等容的三氯化铁试液混合时不能生成大量的硫黄沉淀，即不适用。

硫化钠试液 取硫化钠 1g，加水使溶解成 10ml，即得。本液应临用时新制。

硫代乙酰胺试液 取硫代乙酰胺 4g，加水使溶解成 100ml，置冰箱中保存。临用前取 1.0ml，加入混合液（由 1mol/L 氢氧化钠溶液 15ml、水 5.0ml 及甘油 20ml 组成）5.0ml，置水浴上加热 20 秒钟，冷却，立即使用。

硫氰酸铵试液 取硫氰酸铵 8g，加水使溶解成 100ml，即得。

硫酸亚铁试液 取硫酸亚铁结晶 8g，加新沸过的冷水 100ml 溶解，即得。本液应临用新制。

硫酸铜试液 取硫酸铜 12.5g，加水使溶解成 100ml，即得。

氯化亚锡试液 取氯化亚锡 1.5g，加水 10ml 与少量的盐酸使溶解，即得。本液应临用新制。

氯化钙试液 取氯化钙 7.5g，加水使溶解成 100ml，即得。

氯化钡试液 取氯化钡的细粉 5g，加水使溶解成 100ml，即得。

氯化铵试液 取氯化铵 10.5g，加水使溶解成 100ml，即得。

氯化锌碘试液 取氯化锌 20g，加水 10ml 使溶解，加碘化钾 2g 溶解后，再加碘使饱和，即得。本液应置棕色玻璃瓶中保存。

稀乙醇 取乙醇 529ml，加水稀释至 1000ml，即得。本液在 20℃ 时含 C_2H_5OH 应为 49.5% ~ 50.5%。（ml/ml）

稀甘油 取甘油 33ml，加水稀释使成 100ml，再加樟脑一小块或液化苯酚 1 滴，即得。

稀盐酸 取盐酸 234ml，加水稀释至 1000ml，即得。本液含 HCl 应为 9.5% ~ 10.5%。

稀硝酸 取硝酸 105ml，加水稀释至 1000ml，即得。本液含 HNO_3 应为 9.5% ~ 10.5%。

稀硫酸 取硫酸 57ml，加水稀释至 1000ml，即得。本液含 H_2SO_4 应为 9.5% ~ 10.5%。

稀醋酸 取冰醋酸 60 ml，加水稀释成 1000ml，即得。

碘试液 可取用碘滴定液（0.05mol/L）。

碘化汞钾试液 取二氯化汞 1.36g，加水 60ml 使溶解，另取碘化钾 5g，加水 10ml 使溶解，将两液混合，加水稀释至 100ml，即得。

碘化钾试液 取碘化钾 16.5g，加水使溶解成 100ml，即得。本液应临用新制。

碘化钾碘试液 取碘 0.5g，与碘化钾 1.5g，加水 25ml 使溶解，即得。

碘化铋钾试液 取碱式硝酸铋 0.85g，加冰醋酸 10ml 与水 40ml 溶解后，加碘化钾溶液（4→10）20ml，摇匀，即得。

改良碘化铋钾试液 取碘化铋钾试液 1ml，加 0.6mol/L 盐酸溶液 2ml，加水至 10ml，即得。

稀碘化铋钾试液 取碱式硝酸铋 0.85g，加冰醋酸 10ml 与水 40ml 溶解后，即得。临用前取 5ml，加碘化钾溶液（4→10）5ml，再加冰醋酸20ml，用水稀释至100ml，即得。

硼酸试液　本液为硼酸饱和的丙酮溶液。

酸性氯化亚锡试液　取氯化亚锡20g，加盐酸使溶解成50ml，滤过，即得。本液配成3个月内应用。

碱式醋酸铅试液　取一氧化铅14g，加水10ml，研磨成糊状，用水10ml洗入玻璃瓶中，加醋酸铅22g的水溶液70ml，用力振摇5分钟后，时时振摇，放置7天，滤过，加新沸过的冷水使成100ml，即得。

碱性三硝基苯酚试液　取1%三硝基苯酚溶液20ml，加5%氢氧化钠溶液10ml，用水稀释至100ml，即得。本液应临用新制。

碱性酒石酸铜试液　①取硫酸铜结晶6.93g，加水使溶解成100ml。②取酒石酸钾钠结晶34.6g与氢氧化钠10g，加水使溶解成100ml。用时将两液等量混合，即得。

碳酸氢钠试液　取碳酸氢钠5g，加水使溶解成100ml，即得。

碳酸铵试液　取碳酸铵20g与氨试液20ml，加水使溶解成100ml，即得。

醋酸汞试液　取醋酸汞5g，研细，加温热的冰醋酸使溶解成100ml，即得。

本液应置棕色玻璃瓶内，密闭保存。

醋酸铅试液　取醋酸铅10g，加新沸过的冷水溶解后，滴加醋酸使溶液澄清，再加新沸过的冷水使成100ml，即得。

醋酸铵试液　取醋酸铵10g，加水使溶解成100ml，即得。

磷钨酸试液　取磷钨酸1g，加水使溶解成100ml，即得。

磷钼酸试液　取磷钼酸5g，加无水乙醇使溶解成100ml，即得。

磷酸氢二钠试液　取磷酸氢二钠结晶12g，加水使溶解成100ml，即得。

参考文献

［1］ 国家药典委员会．中华人民共和国药典（一部）（2015 年版）［M］．北京：中国医药科技出版社，2015．

［2］ 中国药品生物制品检定院，中国药品检验总所．中国药品检验标准操作规范［S］．北京：中国医药科技出版社，2010．

［3］ 梁生旺．中药制剂分析［M］．北京：中国中医药出版社，2007．

［4］ 朱俊．双波长法测定复方炉甘石洗剂中苯酚的含量［J］．药学与临床研究，2005，13（3）：67–69．

［5］ 程旋，何再安，干国平．《中药制剂分析》高效液相色谱法含量测定的实验教学改进［J］．湖北中医药大学学报，2012，14（4）．

［6］ 张丽，尹华．中药分析学实验［M］．北京：中国医药科技出版社，2015．